阅读成就思想……

Read to Achieve

心理咨询与治疗经典译丛·EFT系列

治愈
亲子痛苦

情绪聚焦家庭治疗与
创伤干预

[加拿大] 米丽丝·福鲁格（Mirisse Foroughe）◎ 主编

蔺秀云　侯香凝　徐　慧 ◎ 译

Emotion Focused Family Therapy with
Children and Caregivers

A Trauma-Informed Approach

中国人民大学出版社
·北京·

图书在版编目（CIP）数据

治愈亲子痛苦：情绪聚焦家庭治疗与创伤干预 /
（加）米丽丝·福鲁格（Mirisse Foroughe）主编；蔺秀
云，侯香凝，徐慧译 . -- 北京：中国人民大学出版社，
2024.9.--ISBN 978-7-300-33218-5

Ⅰ.R749.055

中国国家版本馆 CIP 数据核字第 20245ZT827 号

治愈亲子痛苦：情绪聚焦家庭治疗与创伤干预

［加拿大］米丽丝·福鲁格（Mirisse Foroughe）　主编
蔺秀云　侯香凝　徐　慧　译
ZHIYU QINZI TONGKU：QINGXU JUJIAO JIATING ZHILIAO YU CHUANGSHANG GANYU

出版发行	中国人民大学出版社			
社　址	北京中关村大街 31 号	**邮政编码**	100080	
电　话	010-62511242（总编室）	010-62511770（质管部）		
	010-82501766（邮购部）	010-62514148（门市部）		
	010-62515195（发行公司）	010-62515275（盗版举报）		
网　址	http://www.crup.com.cn			
经　销	新华书店			
印　刷	天津中印联印务有限公司			
开　本	890 mm×1240 mm　1/32	**版　次**	2024 年 9 月第 1 版	
印　张	8　插页 1	**印　次**	2024 年 9 月第 1 次印刷	
字　数	150 000	**定　价**	69.90 元	

编者介绍

Emotion Focused Family
Therapy with Children and Caregivers
A Trauma-Informed Approach

克里斯蒂娜·科代罗（Kristina Cordeiro），目前是多伦多约克大学（York University）临床发展心理学专业的一名研究生。在罗伯特·T. 穆勒（Robert T. Muller）博士的指导下，她的研究和临床兴趣主要集中在家庭内部创伤和基于依恋的治疗。她有 10 多年在教育机构为儿童和年轻父母服务的经验，并且是一位训练有素的行为治疗师。

乔安妮·多尔汉蒂（Joanne Dolhanty）博士，一位在加拿大和国际上为心理健康组织提供督导和咨询的临床心理学家和培训师。她与莱斯利·格林伯格（Leslie Greenberg）博士共同开发了将情绪聚焦疗法（emotion-focused therapy, EFT）应用于进食障碍的方法，并且是情绪聚焦家庭治疗（emotion focused family therapy, EFFT）的共同开发者。

劳拉·戈尔茨坦（Laura Goldstein），自 2014 年以来在米丽丝·福鲁格博士的指导下工作，学习情绪聚焦及相关疗法，与儿童和家庭合作进行临床研究。目前正在约克大学攻读临床发展心理学硕士学位，并在罗伯特·T.穆勒博士的督导下工作。她研究的方向是家庭内部和代际创伤以及依恋困扰的非言语和辅助语言指标。她拥有约克大学的荣誉学士学位和塞内卡学院的文科文凭。

莱斯利·格林伯格博士，多伦多约克大学心理学特聘名誉教授，情绪聚焦疗法的主要开发者。他著作颇丰，曾获得美国心理学会应用研究杰出专业贡献奖、国际心理治疗研究学会杰出研究事业奖以及美国心理学会的卡尔·罗杰斯奖（the Carl Rogers Award）。

阿黛尔·拉弗朗斯（Adèle Lafrance），心理学博士，加拿大劳伦森大学（Laurentian University）心理学系副教授、临床心理学家。她也是情绪聚焦家庭治疗的共同开发者之一。拉弗朗斯博士为全球范围内个人执业的临床医生、部门和组织提供咨询、督导和培训。她在进食障碍和心理健康领域发表了多篇著作，并主持多个促进以家庭为取向的干预措施项目。

普利扬贾丽·米塔尔（Priyanjali Mithal），目前在多伦多大学（University of Toronto）药学系攻读硕士学位，其研究方向是探索心理干预方法以减轻成人的针刺疼痛和恐惧。她拥有约克大学心理学优秀学士学位，并长期关注临床心理学，特别是关注增强和恢复心理健康的治疗过程和干预措施。

罗伯特·T.穆勒博士，国际创伤与解离研究协会（the International Society for the Study of Trauma & Dissociation, ISSTD）

成员，约克大学教授，著有《创伤与回避型来访》（*Trauma & the Avoidant Client*）一书，该书获得了 2011 年国际创伤与解离研究学会年度最佳作品奖。穆勒是多个创伤治疗项目的首席研究员，并在全球各地举办讲座。他的在线杂志《创伤与心理健康报告》（*The Trauma & Mental Health Report*）每年有超过 10 万名读者订阅。

莎拉·林恩·雷佩达（Sara Lynn Rependa），约克大学在读博士，在穆勒博士的创伤与依恋实验室工作。她近期的研究侧重于儿童创伤治疗中的治疗联盟和治疗反应，她的临床工作涵盖了在住院和门诊对成年人和儿童创伤幸存者的治疗。

吉纳维芙·弗拉纳（Genevieve Vrana），自 2008 年以来，在格林伯格博士的督导下接受培训。在此期间，她在情绪聚焦疗法的理论、研究和实践方面积累了专业知识。最近，她开发了一个新模型，用于理解来访者对痛苦情绪的回避，同时还提供了一个情绪聚焦疗法治疗师如何干预以帮助客户克服回避的路线图。她曾在多个国际会议上分享她的研究成果。

译者序

Emotion Focused Family
Therapy with Children and Caregivers
A Trauma-Informed Approach

蔺秀云

北京师范大学心理学部教授、博士生导师

　　如果你两周没有去同一个地方，再到访的时候，你也许会发现两周前去坐过的咖啡厅已经换成了网红店，网红店也不知道会存在多久。我们就生活在这样的时代里，日新月异中快速变化，于是保持内心世界的稳定感变得格外困难，取而代之的是越来越多的不确定感，这也是心理健康话题日益变得热门的原因。

　　其中，儿童和青少年是我们中一个特别的群体，他们常常迷茫并且情绪活跃，这让他们既有十足的活力，又容易陷入情绪困扰的深渊，尤其在急速发展的价值多元化的当下，他们更容易遇到心理问题。我们看到，越来越多的儿童及青少年出现心理困扰，陷入内心的困境，他们离开课堂，走入咨询室，走进精神专科医院。关爱儿童及青少年心理健康刻不容缓！本书为儿童及青少年心理治疗提供了新的思路：家庭仍然是帮助儿童和青少年成长的最佳场所，作者通过理论阐述和临床案例的分享，提出采用"情绪聚焦家庭治疗"以关注家庭中亲子之间的互动对儿童及青少年的影响，为儿童及青少年治疗师们的临床工作提供了有力的抓手。

正如书中所说，在对儿童和青少年进行心理工作时，与家长的沟通始终是至关重要的，不同理论取向和工作风格的治疗师在与家长工作上各显神通。有的治疗师与家长的工作意愿很强，直接采取家庭治疗并取得显著效果，但如果孩子本身对家长有强烈的抗拒，那一家人坐在一起聊聊就是难事了。有的治疗师会在和儿童及青少年工作过程中，定期和家长安排会谈，主要对家长做一些心理教育的工作。无论是哪种工作方式，都可以见到治疗师想要积极帮助孩子和家庭的意愿。但坦诚地说，几乎所有的儿童和青少年治疗师在自己的职业生涯中都体会过做家长工作的无力，尤其是在结构派家庭治疗中，这一治疗理念的治疗师会认为来咨询的儿童及青少年可能是父母婚姻或其他家庭问题的"替罪羔羊"，所以治疗儿童和青少年有种类似于隔山打牛的效果，如果内力不深厚，自然会非常无力。

正因如此，也有不少治疗师放弃了和家长的沟通，本书也提到了类似的情况，并强调了在儿童及青少年的心理工作中，如果不与家长进行工作，那就有回避"房间里的大象"的嫌疑。家庭既能聚集关爱，又有可能造成伤害。许多成年人出现心理问题，在经过治疗和回溯后，都会看到他们在生命早期的家庭环境中的一些不幸遭遇，但是因为人已成年，许多的咨询工作都停留在哀悼一些无法获得的部分和无法改变的伤害上。儿童及青少年与成人不同，他们仍然处在家庭环境中，不像成年人已经脱离原生家庭、独立成长。这也就意味着，儿童及青少年和父母的关系仍然有修复的可能性。父母作为儿童及青少年身边最亲近的人，具备帮助孩子更好地成长的责任和能力，但因为种种困境，有时是父母的个人议题，可能会丧失了帮助孩子的能力和希望。相比把父母置身事外，治疗师也应当正视父母在儿童及青少年心理问题中的重要意义，邀请他们加入咨询，并鼓励和引导他们更好地帮助自己的孩子。家庭应当是儿童及青少年成长中有力的基石，带给孩子"痊愈"的力量。这正是本书写作的意义之一，帮助治疗师掌握与儿童及青少年家长的工作方式，给家庭带去希望，也给儿童及青少年更充分的成长机会。

　　本书谈到的情绪聚焦家庭治疗将情绪聚焦疗法技术和理念运用到了与家庭的工作当中。情绪聚焦疗法作为一种当下流行的后现代治疗方式，是经得起考验的，它既有临床运用上的显著效果，也有充分的循证研究支持。情绪聚焦疗法不仅应用于家庭治疗，也在个体治疗和伴侣治疗中发挥着显著的作用。它不需要像精神分析一样在治疗中过多地回溯过去，试图找到个体或家庭潜意识的冲突与动力；也不着重笔墨在个体的"不合理信念"上。情绪聚焦疗法关注个体在面对困难时所产生的情绪，并由表及里地去关照和理解来访者的感受。我们很多时候陷入认知和行动的困境，究其原因都是情绪困扰所致。所以情绪聚焦疗法关注情绪，正是改变所谓不合理信念和不良互动模式的基础。作者不仅列举了值得信服的临床数据，也提供了大量的临床案例对话。

最后，相信阅读这本书的你对儿童及青少年心理健康是十分关注的，希望本书可以为你的临床工作带来一些切实可行的意义，也希望这本书可以在儿童及青少年心理健康领域播下一粒种子，并由各位读者让这些种子生根发芽、开枝散叶，帮助更多有需要的人。

前 言

Emotion Focused Family
Therapy with Children and Caregivers
A Trauma-Informed Approach

对养育者的干预

培养坚强的孩子比修复破碎的成年人容易。

弗雷德里克·道格拉斯（Frederick Douglass）

在我还是个新手治疗师时，这句话便成了我的座右铭。我最初并没有选择与成年创伤患者一起工作，而是选择与孩子们一同工作。因为我认为他们更容易治疗，更接近问题的根源，更愿意改变，防御也更少。至少，这是我最初的想法，而且我至今仍然相信后面三个假设是正确的，但第一个假设则肯定不是。如果治疗从本质上意味着支持个体从困扰状态转变为健康状态，那么要治疗孩子绝非易事。要真正改变一个孩子的心理健康状态，就必然涉及或应该涉及他们生活中最重要的人——父母。而父母是成年人，他们的成长史悠长而艰辛。所以，尽管我竭尽所能试图避免与成年人一同工作，但实际上并未完全做到。我虽然远离了一步，但他们还是出现了：在候诊室里，在电话留言中，在表达担心的电子邮件背后，他们想知道治疗需要多长时间，想告诉我困扰的"真相"——孩子在与我的讨论中遗漏的所有重要（通常是更消极）的细节。他们至少是重要的反馈来源，是孩子生活中的重要部分。他们也是孩子更大"系统"中最重要的组成部分。

心理健康服务行业一直是针对个体进行工作，直到20世纪中叶，家庭系统理论提出了个体治疗的替代方案。许多儿童治疗师意识到，我们需要与系统的各个部分进行工作，包括孩子生活中的成年人。家庭系统理论在一定程度上改变了局面，但对于我们大多数从事儿童心理健康工作的人来说，孩子仍然是"被认定的患者"。的确，即便我们觉得家长其实才是家庭中受到心理困扰的人——通过一个受损和扭曲的镜头看到他们的孩子，折射出一个让人无法忍受、无法养育、叛逆、失控或有某种问题的孩子的形象——我们又能做什么呢？我们要么对此保持沉默，只是试图帮助孩子应对；要么尝试说服父母应该如何看待、理解他们的孩子，与他们建立关系。但这些做法通常都是徒劳的。

你不能直接告诉家长他们是问题的根源。当然，你也可以这样做，但这很可能会对你与他们的关系造成巨大的负面影响。有些治疗师确实会以这种方式直接面质父母，但这样做的后果之一是，有些治疗师因此再也没有机会见到他们的儿童患者了，因为父母随后更换了治疗师。在我的早期受训中，我曾在大型学校董事会、心理健康机构和知名教学医院工作过，这些地方都有许多非常有天赋和经验丰富的临床督导。然而，即便是我的督导也没有办法和父母谈论他们正在做或没有做的事情，因为这些事情会干扰孩子的康复进程。我们都希望尊重家庭，等待他们能够理解问题。人本主义和以来访者为中心的疗法告诉我们，每个人都是自己经历的专家，在诊疗过程中强调跟随来访者，这使得我们很难引入任何大胆的反思或有争议的见解，因为这可能与父母的自我认知以及希望看到的自己不符合。因此，即使（尤其是）我们看到父母的反应妨碍了孩子的康复，或在某种程度上导致了孩子问题的延续，我们也不会再向父母表达任何观点。

有时，作为儿童治疗师，我们可能会非常强烈地想与孩子结盟，并责怪父母没有看到孩子的需求。在这种时候，治疗师可能会向孩子表达隐晦的同情，以非言语的方式传达"亲爱的，你真的没问题，是你父母的错——再忍耐几年，你就可以离开这里了"。我们所有真实的临床印象都很容易被父母忽略，因为他们忙着指责孩子，指出他们所有的缺点，却看不到自己在诊断过程中所扮演的角色。这些诊断有时只是给成年人带来一种安慰，而孩子的情况他们根本无法掌控。当然，我们也在忙于责怪父母，却没有意识到我们对待他们的态度：既缺乏纠正性的指导，也缺乏同理的表达，这都在进一步加大父母与孩子之间的隔阂。

当然，在这种环境下，孩子们不会"没事"太久。父母对孩子典型行为（尽管有时过于敏感）的强烈反应，把"你有问题"的信息越多地反射给孩子，孩子就越相信"我有问题""我不听话""我生病了""是我的错""我快把我父母逼疯了""我疯了"是真的。直到孩子最终成为父母臆想的样子，他们通常迫切需要父母的认可，同时坚持认为他们没有疯，问题出在父母身上，或者有时他们则完完全全地接受是自己有病的、有问题的、崩溃的。

与这些孩子一起工作时，我多次感到无助和失望：意识到我也是这个过程的一部分——旨在减轻父母的痛苦，并将责任推给孩子。在与孩子们的个体会谈中，我会竭尽全力重建他们的自尊，给他们一种"还好"的感觉，并且至少建立一种将他们视为有价值的、健康的、能够治愈的关系。我能感觉到他们的困惑，他们渴望从我的眼中看到自己的积极形象，但又需要紧紧抓住另一个形象——一个问题孩子的形象，因为无论我们的治疗联盟发展得多么强大，都不能让他们感到被完全、真正地需要。我永远都无法取代他们的父母或主要养育者。问题在于，我处理的是一段不良的关系，孩子们需要与主要依恋对象保持健康的关系，他们需要感觉安心的地方是自己的家，他们需要的治疗团队成员是他们的父母。我只是这件事的推动者。

这期间，我一直在多伦多一家知名的儿童心理健康机构的婴儿和学龄前儿童治疗小组工作。在婴儿心理健康专家的督导下，我接受了一种名为"观察、等待和奇迹"（watch, wait, and wonder,

WWW）的二元亲子互动游戏疗法的培训。在这个方法中，我最终成了治愈当下亲子关系的工具，而不是发展其他关系。因为发展其他关系的重要性永远不及孩子与主要养育者之间的原始关系。当一个处在"观察、等待和奇迹"中的孩子向我展示或告诉我一些事情时，我会把他引向他的母亲或父亲，他们之间的关系才最重要。在二元治疗中，我和父母的关系甚至比我和孩子的关系更重要。"观察、等待和奇迹"中的一切都巧妙地鼓励家长承担起治愈孩子的角色，了解孩子的需求，思考如何满足这些需求，以及决定何时、多久尝试哪种策略，并知道他们何时找到了最能治愈孩子的方法。我见证了一件了不起的事情：父母开始有了自己的想法，意识到他们可以完全主宰父母和孩子之间的关系，并感到有能力在孩子的身份认同、克服障碍和心理健康方面发挥重要作用。父母相信自己有能力满足孩子的需求是关键因素，而我的工作就是让他们相信这一点，直到他们相信自己为止。我对家长的信任有助于恢复家长的自信、修复亲子关系，并保护孩子的心理健康。

　　"观察、等待和奇迹"是我学到的第一种方法，它将父母视为改变和治愈孩子的推动者。然而，这种方法也需要很长时间，通常需要一年的二元互动治疗，而且它依赖于父母能自己解决问题。有些父母似乎对孩子和对他们自己有着根深蒂固的观念，"观察和等待"根本不起作用。在这些情况下，"观察、等待和奇迹"没有明确的方法可以让父母消除阻碍——如果他们看不到解决办法触手可及，那么我不得不等着他们看到，有时这会让亲子关系和孩子的心理健康付出高昂的代价。

这种以游戏为基础帮助父母治愈孩子的二元方法只适用于 6 岁以下的儿童。对于 7 岁及以上的孩子，我们通常会提供个体治疗。我们也可以选择家庭治疗，但方法不同：家庭治疗的"来访者"是家庭，我们需要所有家庭成员都愿意参与治疗过程，目的是解决家庭内部的沟通和动力问题。如果一名 15 岁的孩子来接受治疗，并且"不希望"他的父母参与，那么我们有什么资格践踏他的隐私权以及他同意单独治疗的能力呢？他已经 15 岁了。我们可以帮助他做好向成年过渡的准备……他不再希望从父母那里得到情感上的满足。我们可以引导他接受父母的局限，学会应对生活，让他知道自己也可以过得很好。至少在治疗期间，他还有我们这些治疗师。然后，他会拥有自己、朋友和这个世界。这是我们能做的最好的办法，但这对孩子来说是最好的吗？

在孩子的个体治疗过程中，父母通常会对跟孩子有一个"可以倾诉的安全场所"心存感激，显然他们觉得自己无法提供这样的安全场所，也没有能力满足孩子的需求。这就是他们需要我们提供专业帮助的原因。不知何故，他们的孩子迷失了方向（当然，每位家长都为此自责，尽管只有少数人公开谈论这个问题），父母要把孩子的需求从自己无法确定的手中拿出来，交给我们这些有能力的人，并相信我们比他们做得更好。这是这种治疗行为中隐含的信息，在一些照顾模型中被明确地称为**"父母隔离"**（parentectomy）。

也有一些家长对我们所做的工作持怀疑态度（这对他们来说是一个谜，因为他们几乎完全被排除在外），有的家长甚至怀疑治疗的效果，并相信我们是"完全站在孩子一边、友善的、听话的、惹人喜爱的治疗师"，看不到孩子的真实样子。有时，这些父母会终止孩子的治疗，或者在治疗的初期和中期很难应对，这时情绪困扰往往会增加，最终会为孩子寻求药物治疗，而不让治疗有机会发挥作用。

如果事情进展得很顺利，我们和孩子形成了一个强大的治疗联盟，家长就会容忍我们。因为他们的孩子有一个宣泄的地方，所以这个家庭可以像以前一样运作，父母就不必去处理孩子自己无法处理的问题了。我们给了孩子工具，现在他们可以应对了。这看上去似乎已经足够好了。事实上，我们并没有像孩子的父母所希望的那样"治好"孩子，但我们给孩子包扎得足够好，让他们能够过得更好，在学校表现得更好，在家里争吵得更少，看起来心情也更好了。这些都是功能良好的重要指标，所以孩子的父母也满意了。之前的好孩子回来了，比你交给我们的时候好多了。那么父母的胜任感呢？这改变了吗？他们是否能感受到父母在二元游戏治疗中的力量？根本办不到，怎么可能做到呢？促成改变的是治疗师和孩子之间的治疗关系：我们有与他们的孩子建立联系的秘密方式，这是他们永远无法拥有的。这一切都是秘密：毕竟孩子有隐私权。我们在这场大规模的"父母隔离"中串通一气。父母把孩子托付给了一位专业的治疗师，他们充其量只是很感激有人能与孩子建立联系，因为他们显然做不到。这样对吗？大错特错！

在治疗进食障碍时，这个模型一败涂地。而且事实证明，父母的胜任感对进食障碍的孩子来说可能是最重要的。当一个濒临死亡的孩子拒绝他迫切需要的药物时，研究证据清楚地表明，不是专家的知识和技术，而是用这些知识和技术武装起来的父母的力量最终治愈了孩子，让他重获新生。

当父母采用莫兹利（Maudsley）医院以家庭为基础的疗法（family-based treatment, FBT）进行家庭治疗时，孩子的康复率从30%左右增加到80%左右，而且没有复发，从而改变了以前被称为"慢性、复发性疾病"的病程。我们惊讶地发现，指导父母成为照料者，孩子会痊愈并在离开医院后很长一段时间内不复发。这一认识改变了我的职业生涯，也改变了我博士论文的主题。两年前，我曾打算研究为什么患有严重进食障碍的人无法治愈。要知道，只需帮助家长掌握主动权，就可以大幅提高治疗的成功率——这是一个新的范例。然而，它却很有意义。

但为什么这种治疗方法仅限于针对进食障碍呢？临床医生现在为进食障碍患者提供以家庭为基础的治疗，但患有焦虑、抑郁或社交困难的孩子仍然被当作单独的个体来治疗。他们被认定为病人、害群之马、"问题儿童"，需要被区别出来接受治疗，然后送回家庭中发挥功能。即使是最善意的以家庭为基础的疗法，比如针对儿童焦虑症的家庭治疗，也保留了"治疗师是治疗儿童专家"的想法，而不是使其父母有能力起到治愈者的角色。

但是问题出在哪里呢？为什么不通过教育和指导让家长也参与进来呢？因为这没有把孩子的主要养育者视为改变和治愈的推动者，也没有为父母提供任何真正使他们成为主要推动者的支持。如果没有从指责父母、忽视父母、指导父母切换到为父母赋能，就不可能有真正的转变，也不会提高父母自身对教养效能感的感知。在需要帮助的时候，孩子学会等到治疗结束后再与治疗师交流，然后学会自我隐藏和自我应对，并试图减少对父母的需求。由于父母无法满足他们的情感需求，因此孩子的核心痛苦仍然存在。如果我们教给孩子的策略能够帮助他们在控制强烈的负面情绪方面变得相当熟练，那么他们会在几个月甚至几年的时间里学会应对这种痛苦。然而，最终不可避免的是，这些情绪会不断累积并淹没他们，或者让他们措手不及，然后"砰"的一声爆发——有时最终会导致进食障碍。就好像早期的哭声不够响亮、不被听到，最终演变成精神病诊断——儿童和青少年致死率最高的疾病。这种疾病如此令人揪心，以至于孩子失去了自己应对或维持生命的能力。

情绪聚焦家庭治疗的创始人听到了这些无助的哭声——既有孩子的无助，也有父母的无助，并由此找到了一个绝佳的方法来认可和处理父母的痛苦情绪，以治疗孩子的进食障碍。情绪聚焦家庭治疗为父母提供了治愈孩子所需的信心，在这个过程中，父母往往也开始了一段治愈自己和整个家庭的旅程。

对其他孩子来说，可能是自伤、自杀行为或成瘾问题，这些都是他们的抗争号角，而对于另一些孩子来说，似乎没有任何事情足以引起关注，家庭避免面对孩子情绪的能力是如此强大、如此根深蒂固，而且似乎对他们自己的"没事"感是如此必要，以至于孩子会在他们面前自我毁灭，而家庭则坚持认为他们对此无能为力。在那些时候，我对这些家庭感到非常愤怒和失望，我认为这样的家庭辜负了孩子。

且慢，这样的家庭真的是失败的吗？如果他们失败了，那么该由谁来负责呢？我在这其中又扮演了什么角色呢？我花了很多年才明白，失败的是我这个治疗师。我的职责是相信家庭有能力治愈自己和家庭成员，前提是他们自己也相信这一点。如果我没有这么做，那么我能责怪这个家庭不相信自己吗？

我曾在大四那年研究了期望效应，拟论证一个孩子达到或低于别人对他的期望对其的影响有多大。这种强大的期待效应影响并不局限于儿童，成年人也会被他人的期望所改变。如果我不告诉家长可以做些什么来帮助他们的孩子，那么我是不是在假设他们没有能力做到这一点？对他们来说一切都遥不可及，做什么都是无济于事的。什么样的专业人士会认为，面对孩子心理健康挑战的大多数父母无法获得帮助呢？难道家长不指望我们这些专业人士在改变和治愈孩子的过程中为他们提供指导吗？为什么我们这些临床医生不愿意明确地告诉家长——就像临床医生带着最大的同情和不加评判地告诉患有进食障碍孩子的父母一样——家长是改变最有力的推动者？问题不在于"孩子的问题是由什么引起的"，而在于"我们怎样才能让孩子摆脱这个问题，我们怎样才能消除阻碍他们前进的因素"。我们又该如何提升父母的能力，让他们在孩子的康复过程中承担起责任？不是因为他们应该受到指责，而是因为他们是不可替代的。所有这些相关问题的答案都是让家长参与进来！

父母在疗愈孩子中所扮演的角色

在这种方法下，我们不去管造成问题的原因是什么，我们只坚信父母是解决困扰孩子问题的关键。帮助他们的孩子渡过难关的过程只会加强他们之间的纽带，因为孩子会看到父母可以接住他们、抱住他们，并帮助他们更坚强、更有准备地重新面对这个世界。如果孩子在你第一次教他骑车的时候从自行车上摔了下来，那么你会因为有人告诉你公园里有一个人是扶起受伤孩子的专家而袖手旁观，让别人扶起他吗？绝对不会！你会跑过去抱住你的孩子，把他扶起来，帮他包扎伤口。就在你知道他差不多准备好了的时候，你会鼓励他重新骑上自行车，不受外界干扰，放手一搏，并让他知道你相信他能做到！当孩子再次开始骑自行车时，你不会让任何人取代你的位置，就像他还是个婴儿时迈出的第一步。你想在那里，成为其中的一部分。多年以后，你的孩子可能会说："谢谢您一直在我身边。"他也可能不会说这样的话，但不管怎样，他一定把你视作可依靠的人，这在依恋安全的世界里非常重要。

治愈孩子的情感创伤一向都是父母力所能及的，这也是孩子应该向父母寻求的帮助所在。情感创伤最好由最亲密、依恋最深的人治愈。治疗师永远不会像拥有同样技能的父母那样强大。一旦父母意识到他们拥有了这些技能，那么在对孩子的成长历史、现实生活和性格禀赋的了解程度中，那些完全无足轻重的人与父母对孩子的影响力是不能相提并论的。这听起来可能会有点让人不舒服，尤其是对我们这些从"拯救迷失儿童"中获得认同感的人来说。不过，我们现在是可以成为"丧失关系的治愈者"，启动最具保护性、最自然、最持久的纽带（即父母和孩子之间的纽带）的。对于我们有幸合作的儿童和家庭来说，这也将是一份礼物，我们将在主要关系中促进治愈过程。我们将成为传递者，让已经迷失的孩子"会更远离自己的父母"的不安感永远消失。

那么该怎么做呢？一个良好的开始是明确地告诉父母，在孩子的康复中他们是重要的、关键的、必要的、有力的存在。然后，指导他们如何参与康复过程，这包括发现他们的弱点并赋予他们力量，这样他们就可以向孩子展示出自己最强大、最有能力、最自信、最称职的一面。在这项工作中，另一个简单而有力的想法可以作为指导：

> 最好的出路永远是径直穿过。
>
> 罗伯特·弗罗斯特（Robert Frost），美国诗人

如果我们想帮助家长，就必须帮助他们径直穿过、渡过难关。穿过他们的不安全感、穿过他们的自责和痛苦。父母当下的痛苦一是来自孩子的困境，二是来自他们自己童年时期的旧伤。昔日的伤痛往往会妨碍他们帮助孩子满足当前的需求，因此他们需要我们的支持走出痛苦，克服可能的障碍。对我们这些儿童治疗师来说，这似乎是一项艰巨的任务，因为我们（不管出于什么原因，但也许这值得思考）决定只与"更容易治疗"的孩子一起工作——因为孩子们是如此诚实、如此开放、如此渴望治愈。但孩子们最需要什么呢？他们在遇到困难时需要感受到什么呢？当然，他们最需要知道他们可以随时向父母求助。这是依恋理论的核心：婴儿哭泣，直到慈爱的父母应声来安抚他们。这是人类所体会到的最有力量的治愈：把自己的父母视作力量和爱，孩子感到被如此支持，从而毫不怀疑自己能成功。即使孩子感到自己弱到不堪一击，父母也可以在他即将摔倒时接住他们。父母不会崩溃，不会逃跑，也不会退缩。面对看似强大的"疾病""失调""成瘾"或"问题"，父母将成为一种更强大的力量，他们的爱、坚持和拯救孩子的纯粹意志，恰恰是孩子需要的治愈良药。现在，就让我们走出去，把那些在等候室里的家长请进来吧。

米丽丝·福鲁格

目 录

Emotion Focused Family
Therapy with Children and Caregivers
A Trauma-Informed Approach

第 1 章

情绪聚焦疗法介绍

吉纳维芙·弗拉纳

莱斯利·格林伯格

Emotion
Focused Family
Therapy with
Children
and Caregivers
A Trauma-Informed
Approach

基于循证研究的疗法

经循证研究证实，情绪聚焦疗法可以有效改善抑郁和治疗婚姻问题（Elliott, Greenberg, & Lietaer, 2004; Johnson, Greenberg, & Schlindler, 1999）。该疗法也有助于改善创伤（Paivo & Nieuwenhuis, 2001; Paivio & Pascual-Leone, 2010）、进食障碍（Robinson, Dolhanty, & Greenberg, 2015; Robinson, Dolhanty, Stillar, Henderson, & Mayman, 2014; Wnuk, Greenberg, & Dolhanty, 2015）、焦虑障碍（MacLeod, Elliott, & Rodgers, 2012; Shahar, Bar-Kalifa, & Alon, 2017; Watson & Greenberg, 2017）和人际关系问题（Greegberg & Malcolm, 2002; Greenberg, Warwar, & Malcolm, 2008; Paivio & Greenberg, 1995）。在三个独立的临床实验中，证实了针对抑郁症的 EFT 手册对治疗抑郁症非常有效（Goldman, Greenberg, & Angus, 2006; Greenberg & Watson, 1998, 2006; Watson, Gordon, Stermac, Kalogerakos, & Steckley, 2003）。在这些实验中，EFT 的疗效与以来访者为中心（client-centered, CC）的同理疗法和认知行为疗法（cognitive behavioural treatment, CBT）的疗效相当，甚至高于这两者。CBT 和 CC 都可以成功缓解抑郁，而 EFT 在缓解人际关系问题上比其他

两种疗法更有效；并且和 CC 疗法相比，EFT 缓解症状的效率更高。此外，在 18 个月的追踪研究中，还证实了 EFT 可以成功预防复发，未复发率高达 77%（Ellison, Greenberg, Goldman, & Angus，2009）。

聚焦 EFT 改善症状过程的研究有很多，也许比任何其他疗法都要多。以下与治疗过程相关的要素在 EFT 取得治疗效果的过程中起到了关键作用：治疗师的同理、治疗联盟、来访者的深度体验、情绪唤起、理解情绪、富有成效的情绪处理以及特定的情绪序列（Boritz, Angus, Monette, Hollis-Walker, & Warwar, 2011; Choi, Pos, & Magnusson, 2016; Elliott et al., 2004; Goldman, Greenberg, & Pos, 2005; Greenberg, Auszra, & Herrmann, 2007; Malin & Pos, 2015; Missirlian, Toukmanian, Warwar, & Greenberg, 2005; Pascual-Leone & Greenberg, 2007; Pos, Greenberg, Goldman, & Korman, 2003; Tarba, 2015; Wong & Pos, 2014）。

理论基础

EFT 是一种整合的人本疗法，它强调个体的情绪在心理功能和治疗改变中的重要作用。追随早期人本主义、格式塔疗法和存在主义（Frankl, 1959; May, 1977; Perls, Hefferlime, & Goodman, 1951; Rogers, 1957; Yalom, 1980），以及家庭系统理论的渊源（Bowen, 1966; Pascual-Leone, 1987），EFT 后来吸收了认知神经科学和情绪研究的进展（Damasio, 1999; Frijda, 1986; Izard, 2002; Tamietto & de Gelder, 2010）。在此背景下，EFT 的理论与实践通过多年对于治疗改变过程的研究得以发展（Greenberg, 1986, 2002; Greenberg & Johnson, 1988; Greenberg, Rice, & Elliott, 1993; Greenberg & Safran, 1987; Rice & Greenberg, 1984）。

　　尽管 EFT 使用的是整合式框架，但它尤其关注个人的情绪情感。经验卷入和情绪体会被视为改变的重要方法。在 EFT 中，个体需要充分体验他们的痛苦感以期实现改变。换句话说，在离开痛苦之前要先抵达痛苦（Greenberg, 2012）。

　　研究表明，情绪体验对人类的存在功能具有基本适应性。情绪常常比认知发生得更早更快，并与认知整合在一起促进信息加工（LeDoux, 1996; Greenberg, 2011; Forga, 1995, 2000; Greenberg, 2002; Greenberg & Safran, 1987）。并且，人们在许多认知过程中都需要依赖情绪，尤其是在做决定的时候（Bechera, Damasio, Tranel, & Damasio, 1997; Damasio, 1994）。

　　情绪与人们的基本需求息息相关，它让人们在至关重要的时刻保持警觉，并确保人们可以为接下来的行动做好准备（Damasio, 2003; Frijda, 1986; Greenberg, 2004; Izard, 2002; Tomkins, 1962）。例如，恐惧是对危险的警示，让人们做好准备随时逃跑；愤怒预示着边界受到侵犯，促使人们做出坚定的回应；悲伤或哀痛意味着丧失，鼓励人们向他人寻求安慰与支持；而更多"积极"的感受，比如快乐和愉悦，则告诉人们此刻是安全的，没有生存威胁，可以放下警备。

人们将情感投注到当下发生的经历中，创造了情绪记忆。换言之，人们对情绪做出反应，既包括对生物遗传下的危险和安全线索的反应，又包括通过学习产生的联系，比如对父母不耐烦的声音或者催眠曲舒缓音调的反应（Greenberg, 2011）。EFT 认为，这些情感记忆是构成情绪基模（emotion schemes）的一部分（Oatley, 1992; Greenberg et al., 1993; Greenberg & Paivio, 1997）。情绪基模系统包括这些元素：（1）情景知觉性经验，它是指对当前情景立即产生评估，接着把记忆情绪化，例如注意到自己是孤独的、与人隔绝的或者是记起自己在童年被抛弃的经历；（2）躯体感觉和表达，例如感到胸部发紧或者胃部有下沉感；（3）隐性的言语抽象化表征，包括自我标签化（例如"不值得被爱的"）；（4）动机 – 行为元素，例如想要与人亲近或者与人疏远的需求和行为倾向（Elliott & Greenberg, 2017）。出现以上任意元素的情况都会迅速自动化地再激活整个情绪系统。例如，如果一个人当下发生的经历和其更早的遭遇拒绝的经历类似，也会作为一个线索，激活过去的、熟悉的悲伤和绝望感。这就意味着，人在事情发生后可以不断体验情绪化记忆。这类情绪化经验就是 EFT 的重点干预目标。

区分不同的情绪

尽管 EFT 认为情绪为人类的生存和福祉带来适应性，但因为过去的创伤或者个人当下的情感需要与环境所能给予的无法匹配，所以情绪化的这个过程也会成为人类的困扰（McGuinty et al., 2015）。情绪聚焦疗法治疗师会在治疗过程中评估区分不同类型的情绪反应，采取相应的干预方式（Greenberg & Paivio, 1997; Greenberg & Waston, 2006; Elliott et al., 2004）。评估体系中，最重要的就是区分原发情绪（primary emotions）和继发情绪（secondary emotions）。原发情绪是个体对情景做出的最基本、最直接和本能的反应，如因丧失而悲伤、因被冒犯而愤怒。与之相对的继发情绪指的是个体对自己的想法或感受所产生的反应，而不是对情景的反应。例如，因为感觉到被他人伤害而产生愤怒的情绪或者因自己生气而产生羞愧的情绪。

EFT 的情绪评估系统也需要区分适应性和非适应性的原发情绪状态（Greenberg & Goldman, 2007; Greenberg & Watson, 2006）。适应性的原发情绪反应是个体对当下情景做出的最初和最自然的反应，这些反应可以帮助其采取适当的行动（Greenberg, 2010）。例如，当个体被侵犯时，愤怒就是一个适应性的反应，因为愤怒可以帮助其更坚定地保护自己的边界免受侵犯。再比如，对丧失感到悲伤也是适应性的情绪，悲伤会促使一个人寻求他人的情感支持。而非适应性的原发情绪无法为我们更有效地做出行动提供好的帮助。

这些情绪古老而熟悉，反复出现并且从未改变，比如灵魂深处的孤独感、焦虑的不安感或者是无价值感和匮乏感，这些感受终其一生困扰着个体（Greenberg, 2010）。这些非适应性的情绪不会因情况变化而改变，也不会为问题的解决指出一条明路。

为了获得治疗性转变，需要利用适应性的原发情绪，以获得适应性的信息和组织有益行为的能力。同时，需要抵达、调节非适应性的情绪，将其转化为更具有适应性的情绪反应（Greenberg, 2010, 2011）。此外，还需要绕过继发情绪，以便在治疗过程中接触和利用更深层的原发情绪（Elliott et al., 2004）。

还有一种情绪是工具性情绪（instrumental emotions），即通过展露情绪来影响他人，例如假装悲伤来获取安慰（Elliott & Greenberg, 2017; Greenberg & Watson, 2006）。常见的例子有鳄鱼的眼泪（工具性悲伤）、哀嚎的狼（工具性恐惧）、恐吓（工具性愤怒）。工具性情绪既可能是出于习惯而故意表达，又可能是没有充分意识到的自动化表达。治疗师需要温和地同理来访者，让来访者意识到其表达这些情绪背后的效果和意图，从而帮助他们找到更直接的方式表达自己和需求（Elliott et al., 2004; Greenberg, 2011）。

情绪改变的原则

有五种情绪改变的原则可以作为 EFT 治疗师的指南，它们分别是觉察、表达、调节、反思和转化（Greenberg, 2011）。

- **觉察**。加强对情绪及其不同组成部分的觉察是 EFT 最根本的治疗目标（Elliott & Greenberg, 2017）。利伯曼（Lieberman）及其同事（2007）指出，给情绪命名可以降低大脑情绪中枢杏仁核的激活程度，即"命名它就是驯服它"。情绪觉察意味着接纳情绪而不是回避情绪，它也需要有意识地体验那一刻的感受而不只是简单地想到或者谈论情绪（Elliott & Greenberg, 2017）。保持对情绪的觉察并能够将情绪外化成具体的情绪词汇，有利于获得适应性的信息和与情绪相关的行为意图，从而达成相关目标。

- **表达**。情绪表达是情绪加工的重要部分，它能够预测个体在一系列问题中的调节情况，包括人际关系中的情感伤害、心理创伤（Foa & Jaycox, 1999; Greenberg & Malcolm, 2002），甚至是像乳腺癌这样无法预料的疾病（Stanton et al., 2000）。情绪表达不仅仅只是在咨询室中宣泄继发情绪，它也关注改善对强烈情绪的回避，表达曾经被压抑的继发情绪（Greenberg & Safran, 1987; Greenberg, 2002）。格林伯格、奥茨拉（Auszra）和赫尔曼（Herrmann）发现（2007），EFT 情绪表达的结果有好坏之分。他们将有效的情绪表达定义为来访者以有联结感的方式表达情绪，即不被情绪困住或者成为情绪的被动受害者。

- **调节**。当感受不到或者过度压抑情绪时，觉察和表达原则很有帮助；但是当情绪被过度唤起时，就不奏效了（Pascual Leone & Greenberg, 2007）。无论是恐慌或绝望的继发情绪，还是持续的羞耻和焦虑的不安全感的原发情绪，当这些情绪太强烈时，都需要进行向下调节（Elliott & Greenberg, 2017）。EFT 通过一系列的方式帮助来访者调节这些情绪。来访者可以本能地自我安抚，治疗师也可以通过安全和平静的在场感、同频的同理、接纳包容和认可情绪的方式来进行安抚，以提升来访者对自身痛苦情绪体验保持同情心的能力。情绪调节的过程还包括识别与避免刺激源、识别与命名情绪、允许和容纳情绪、使用腹式呼吸等生理安抚技术、转移注意力、增加积极情绪或者提高面对痛苦情绪的复原力（Elliott & Greenberg, 2017）。

- **反思**。除了用语言表征情绪之外，对唤起的情绪进行反思可以帮助来访者理解自身经历的意义，鼓励其把这些经历整合到个人叙事里（Angus & Greenberg, 2011; Goldman & Greenberg, 2015）。在这个过程中，澄清了来访者的感受、需求、想法和目标，并将这些组织成完整的故事，识别和认同了自我和他们的关系的不同部分（Greenberg, 2010）。反思可以促进深入和实践性的自我认知，从而以新奇的角度重新理解所处的情境，重构个人经验，产生对自己、他人和世界的新的看法。

- **转化**。在 EFT 中，改变旧的、熟悉的、痛苦的情绪是最重要的机制，就是将它们转化成另一种情绪，或者说用情绪改变情绪（Greenberg, 2010）。非适应性的情绪不会消失，也不会仅仅因为意识到而消退。但是，可以用另一种情绪来转化或者消除它们。

有研究发现，有意义的积极经历可以抵消由负面经历带来的神经化学和生理反应。弗雷德里克森（Frederickson）发现（2001），积极情绪有可能会通过扩展个体的瞬时思考－行动储备而松动负面情绪对一个人的控制。例如，快乐的体验相比中性体验能够更快地使心血管从负面情绪中恢复过来。此外，也有研究发现，心理复原力强的人通过积极情绪可以抵消负面情绪的影响（Frederickson, Mancuso, Branigan, & Tugade, 2000）。

基于积极情绪可以改变负面情绪的观点，EFT 理论提出非适应性的情绪可以通过辩证对立的适应性情绪进行转化（Greenberg, 2002）。例如，激活不相容的适应性情绪（比如加强愤怒的力量、悲伤和自我同情）可以改变回避痛苦情绪（如害怕被抛弃的恐惧）的旧的方式（Greenberg, 2010）。相类似地，非适应性的羞耻感可以经由愤怒、悲伤或哀恸、自我同情、自豪感和自我价值感而得以转化（Greenberg, 2010）。此外，绝望和无助可以被适应性的愤怒转化。一旦体验到这些替代情绪，新的情绪资源就会开始更改之前的决定个体加工方式的程序。新的情绪状态使个体有能力挑战那些与非适应性情绪相关的对自己和他人的感知（Greenberg, 2011）。

治疗中的人际关系环境也会促成情绪转化（Greenberg, 2011）。来访者和治疗师之间的互动提供了矫正性情绪体验（Alexander & French, 1946）。例如，治疗师面对来访者的非适应性的羞耻感时，不会产生来访者以为会出现的厌恶或拒绝，而是接纳和安抚，于是来访者的非适应性的羞耻感就会改变。在过去事件激活的当前记忆中产生新的经验可以促使记忆重构，这时，旧的记忆中会整合进新的材料（Nadel & Bohbot, 2001）。这反过来促进了新的作为成年人理解的经验，并促进了更为适应的社会情绪反应。

治疗的三个主要阶段

情绪聚焦疗法可以分为三个主要阶段（Greenberg, 2002, 2011; Greenberg & Watson, 2006）。第一个阶段是联结和觉察，紧随其后的是唤起与探索，最后是情绪转化。

第一个阶段的焦点是在来访者和治疗师之间建立积极的治疗同盟，以增加来访者的情绪觉察。治疗师传达罗杰斯的核心条件（Rogers, 1957）——同理、真诚一致和无条件积极关注。此外，治疗师在来访者每时每刻的情绪体验中都是全然在场和高度同频的（Greenberg, 2011）。治疗师对来访者经历的反馈推动了来访者对情绪状态的内在关注（包含身体感觉和感受状态）。与情绪工作的基本原理就这样被建立起来了。

在第二个阶段的唤起与探索中，治疗师旨在促进对潜在痛苦情绪的深入体验和探索（Greenberg, 2011）。体验情绪是达到情绪反应过程的最佳方式，可以让来访者活现情绪反应唤起的那部分自我。同时，还要识别和修通情绪体验的障碍。

一旦激活了来访者的核心非适应性的情绪基模，就打开了转化的机会窗口，这就是 EFT 的第三阶段也是最后一个阶段的特征（McGuinty et al., 2015）。随着当下生动的情绪体验之窗的打开，来访者便能够产生可替代的适应性情绪反应（如自我安抚、有力量的愤怒、哀悼悲伤等），这也是自我疗愈的资源（Greenberg, 2011）。治疗师的角色是去确认来访者的新感受和相应的需求。一旦新的情感经验一遍遍被加强，与之天然相关的行为反应倾向（如坚定地设立界限，或自我照顾和自我同情）就会被激活，并最终整合进来访者的叙事中（Greenberg & Angus, 2004; Frederickson, Mancuso, Branigan, & Tugade, 2000; Tugade & Fredrickson, 2004, 2007）。

标记和干预

EFT 的一个显著特征是，干预具有标记引导性和过程指导性。来访者在特定小节里的状态是潜藏在情感认知加工问题下的标记。这些标记帮助治疗师选择如何干预，并结合来访者的准备程度展开工作（Greenberg, 2010; Greenberg et al., 1993）。实证研究发现，聚焦解决这些问题的关键元素模型是有效的（e.g., see Elliott et al., 2004; Greenberg, 2010; Greenberg et al., 1993; Rice & Greenberg, 1984）。以下是六个主要的标记和相对应的干预措施。

有问题的反应

标记：当来访者表达对自己在某个场景下的情绪或行为反应感到迷惑时，可以标记为"有问题的反应"。例如，一位来访者可能会说："昨晚从单位回家，我感觉非常低落和郁闷。我不知道我为什么会有这种感受。"

任务：有问题的反应可以通过系统式唤起展开（systematic evocative unfolding）得以解决（Rice & Saperia, 1984）。治疗师缓慢而谨慎的方式，帮助来访者使用具体的、丰富的和富有表达性的语言把有问题的场景生动地展现在咨询室中（Elliott et al., 2004）。治疗师使用唤起式的反馈和问题让场景变得鲜活，同时加强来访者的情绪反应（Watson & Rennie, 1994）。这样做的目的是获得情境的隐含意义，使有问题的反应变得有意义（Greenberg et al., 1993）。这也让来访者获得对个人风格或者自身对特定刺激的特定反应的觉知（Watson & Greenberg, 1996）。

不清晰的感受

标记："不清晰的感受"是指，来访者停留在某种特定经历的表面，无法把这些经历组织成语言。来访者对这种经历感到不安或困扰（Greenberg et al., 1993）。例如，来访者报告："这件事有哪里不太对劲，但我说不清。这种感觉真的挺烦的。"

任务：不清晰的感受需要聚焦（Gendlin, 1981, 1996; Cornell, 1996; Leijssen, 1998）。治疗师引导来访者带着好奇心具像化他的经历（如内在身体感觉、画面）。通过治疗师的一系列探索性问题，来访者最终可以准确地描述这种经历，从而"感觉转变"（Elliott et al., 2004）。感觉转变可以创造新的意义，来访者开始探索更广阔的联结和相关议题，有时也会采取新的行动（Elliott et al., 2004）。

冲突或自我批评分裂

标记：在冲突分裂中，常常有一部分的自我会批评或强制另一部分的自我（Elliott et al., 2004）。治疗师可能会听到来访者说出有关羞耻的言论（如"我是个失败者"），或者自我批评（如"我现在本应该在我的职业生涯里走得更远的"）；治疗师也可能会在来访者的话语中听到两种对立的自我表达，并伴随挣扎和强制的言语和非言语信息。例如，来访者可能会说："一部分的我想离开这段婚姻，但是另一部分的我又觉得这不是一个好主意。"

任务：利用双椅对话技术有利于解决自我两个部分之间的冲突，或者是一部分自我支配了另一部分被否定的自我的情况（Elliott et al., 2004; Greenberg, 1979; Greenberg & Dompiere, 1981; Greenberg & Rice, 1981; Greenberg & Webster, 1982）。进行双椅对话需要有两把面对面的椅子，来区分对立的两个部分（Elliott et al., 2004）。来访者活现了这两个部分，并通过对话使对立的两个部分发生实时接触。每个部分的想法、感受和需求都会得到探索和沟通（Greenberg, 2010）。解决冲突分裂的办法包括软化批评的声音，有时需要两个部分进行谈判（Elliott et al., 2004）。两个部分会带着自我接纳的态度整合，而不是冲突或强制。

自我中断分裂

标记：当来访者限制自己表达感受或者需求，并且因为这样的限制感到痛苦，比如感到窒息、桎梏或者停滞时，就会发生"自我中断分裂"（Elliott et al., 2004; Greenberg, 2010）。例如，当治疗师指导来访者向自己的内在批评的声音表达愤怒时，来访者会说："我办不到。我感觉自己很弱小、很无力，就像我根本发不出声音。"自我中断通常保护个体可以免受体验或表达某种情绪后的负面结果。可能害怕出现的结果包括：情绪淹没，比如"我的愤怒会让我完全失控"；无法从情绪中缓过来，比如"我感觉痛苦就像是一个黑洞，它把我吸进去以后，我便再也无法爬出来"；自我形象受到威胁，比如"真男人从不落泪"；或者被他人抛弃、拒绝和侵害，比如"我不想让他觉得他赢了"。

任务：类似于冲突分裂，自我中断也可以通过双椅对话技术来工作（Greenberg, 2010）。活现每一个部分的自我，通过对话让他们各自的想法、感受和需求进行沟通。当来访者可以完整地表达、接纳和整合之前被封闭阻塞的体验时，自我中断就解决了。

未竟事宜

标记：未竟事宜（unfinished business, UFB）意味着来访者对某个重要他人有着挥之不去的未解决的感受（Greenberg et al., 1993）。他们也许表达对某个重要他人的责怪、抱怨、受伤或者是渴望。例如，某人可能会说："我绝不会原谅我父亲对我做的事。"尽管当下体验着未解决的感受，但也会有一些迹象表明，这些感受的表达是受阻或者中断的（Elliott et al., 2004）。例如，来访者无法向他人表达愤怒或怨恨，取而代之的是顺从和绝望等继发的反应性情绪。

任务：可以使用空椅子对话技术干预未竟事宜。来访者不是跟自我批评或自我中断的部分对话，而是和想象中坐在另一把椅子上的重要他人对话。与另一把椅子的体验式联结可以帮助来访者激活他们内化的他人和相应的情绪体验。重要的是，治疗师的角色并不是促进两个人之间的理性辩论，而是帮助来访者感受和表达对他人未解决的原发情绪和未被满足的需求。当来访者感到有价值、能够放下之前的未竟事宜时，任务就达成了（Elliott et al., 2004）。这个过程可以通过以下的一种或者更多的方式来实现：（1）让对方为过去犯下的错负责；（2）增加对于对方的理解或者认识到对方的局限性；（3）真诚地原谅对方的过错。

脆弱

标记：脆弱是一种状态，即来访者感到强烈的脆弱、羞耻或不安全，并且很难把自己脆弱的部分展现给治疗师（Greenberg, 2010; Sharbanee, Goldman, & Greenberg, in press）。脆弱标记是指来访者展露出自己受到的创伤或伤害，例如，来访者用很虚弱的声音说"我感觉我完了，进行不下去了"或者"我感觉自己和人群格格不入"。

任务：干预脆弱的方式是同理性地肯定来访者的感受（Elliott et al., 2004; Greenberg et al., 1993; Sharbanee et al., in press）。在这项任务中，治疗师通过高度同频和同理的方式帮助来访者逐渐加深与脆弱相关经验的联系。治疗师的回应反映了来访者的经历，也镜映了来访者是如何描述他们的感受的（如音调等）。治疗师的回应可以舒缓来访者的痛苦，并传递出来访者的痛苦是被看到的、是合理的。在治疗师的支持下，来访者最终与追求成长和希望的内在相遇，拥有更加完整、强大的自我，孤独感也随之减少。

随着 EFT 研究的进展，除上文提到的六个类别之外，有更多的标记和干预方式被加入进来，其中包括创伤和重述叙事、治疗联盟的破裂与修复、对自我蔑视标记的自我同理、对于焦虑依赖的自我安抚，以及在情感高度痛苦的标记中创造意义（Elliott et al., 2004; Greenberg, 2010, 2011; Greenberg & Watson, 2006）。

EFT 实践：案例分析

莉迪亚是一名单亲母亲，她参加了情绪聚焦疗法的家长团体，来学习如何养育她 17 岁的女儿黛德丽。她们的关系很紧张，经常发生冲突，双方会大喊大叫，黛德丽会气冲冲地跑回她的房间，一连几天拒绝和母亲说话。莉迪亚害怕黛德丽的朋友教坏她，因此限制她的社交生活，并鼓励她把注意力放在学业和课外活动上。黛德丽经常控诉母亲不理解自己，过度控制她而且对她很不公平。莉迪亚对此很受伤，因为她爱她的女儿，只是希望她得到最好的。然而，无论莉迪亚如何努力保护女儿，黛德丽都变得更加叛逆，有时会从家里偷偷溜走，半夜醉醺醺地回家。

通过家长团体，莉迪亚认识到自己对女儿行为的情绪回应是如何影响了关系中的动力。她尤其注意到，自己对黛德丽会放弃未来的恐惧使她变得更加严厉和急躁。鉴于这个认识，她也开始参加个体情绪聚焦治疗。当莉迪亚和她的治疗师建立了安全的关系后，他们开始能够同理地探索她作为母亲对失败的恐惧。

莉迪亚的治疗师发现了一个批评分裂的标志，即她对于自己作为母亲的表现存在自我批评的部分和适应性的部分的分裂，通常被称为"体验自我"或"体验者"。治疗师使用了双椅对话技术，最开始要让莉迪亚坐在第二把椅子上演示内在批评的部分，对话如下。

　　治疗师：如你刚刚所说，听上去有一部分的你，对作为母亲的你很严格。

　　莉迪亚：我猜是这样的。

　　治疗师：[以温柔的语气] 我们可不可以试试这个方法？我觉得可能会有帮助。

　　莉迪亚：好的。

　　治疗师：[指向房间里的另一把椅子] 试试坐在那把椅子上。

　　[治疗师在莉迪亚正对面放了一把椅子。莉迪亚挪到了第二把椅子也就是"批评椅"上。]

　　治疗师：我想知道你可不可以在这把椅子上作为批评你养育方式的那部分自己。你可以把心里的声音说出来并且批评作为母亲的莉迪亚吗？

　　莉迪亚：[以批评者的身份对体验者说] 好的……嗯……你很失职。你怎么可以让她的行为发展到这个地步？她已经失控了，而你需要更好地控制她。

　　治疗师：她怎么做才可以更好地控制女儿？

　　莉迪亚：[作为批评者对体验者说] 当黛德丽不服从时，你应该严厉制止她，并提醒她在你的屋檐下，你才是老板。你不能让她为所欲为、做任何想做的事。你知道什么对她最好。你应该保护她不受那些坏朋友的影响，不要让她和他们一起出去。让她周末不要出门，而是专心学习。她不能失去对未来的专注。你知道什么对她最好，不要让她自己做决定。你要更严格、更坚定。

治疗师：嗯嗯……她应该更严格、更坚定。如果她不这样做，那么会发生什么事情呢？

莉迪亚：[作为批评者对体验者说] 黛德丽会在学校一事无成，她将无法获得进入医学院所需的成绩和奖学金。她可能会最终选择一份糟糕的工作，像我一样靠着微薄的工资支付生活开销。她会在深夜喝醉，并最终沉迷毒品。她的人生不会顺利，没有人会尊重她。你会让她失望的。

治疗师：你担心如果莉迪亚放手不管，黛德丽就会在生活中失败，这意味着莉迪亚作为母亲将辜负黛德丽。[指向体验椅] 那么，莉迪亚会发生什么呢？

莉迪亚：[作为批评者对体验者说] 你会感觉非常糟糕。你会知道这都是你的错，因为你是一个不称职的母亲。这意味着你是个失败者。她已经走上了那条路。你现在就不是个好母亲。你已经失败了。[停顿] 你是个失败者。

在上述对话中，莉迪亚能够体验到自己作为自我批评者的主体。在这个任务中，批评者揭示了自己是一个忧心忡忡的人，害怕发生最坏的情况并警告莉迪亚要保持警惕并更严格地控制她的女儿，以保护自己免受想象中的灾难和其他负面结果的影响（有关在 EFT 中处理焦虑过程的更多信息，请参阅 Watson & Greenberg，2017）。由于这种焦虑过程是一种继发反应，因此治疗师引导莉迪亚专注于她最害怕的结果（失败），反过来加深了她的自我批评。随后，治疗师将邀请莉迪亚从体验者的角度回应她严厉和专横的批评者的部分。

治疗师：现在换一把椅子，来扮演另一个角色。

［莉迪亚换到了另一把椅子上。］

治疗师：当她（批评者）说你不是一个好母亲时，你内心会发生什么？

莉迪亚：［作为体验者哭泣］我感觉很糟糕。我一直在努力，但还是不够好。我感觉自己是个失败者。

治疗师：［用同理的语气］嗯……你感到很羞耻。当这个声音总是在你耳边回荡，告诉你做得不够好时，这对你有什么影响？

莉迪亚：［作为体验者］我会很累、很挫败，它削弱了我作为母亲的信心。我感觉瘫痪了。

治疗师：［用同理的语气］对，这种压力让人无力招架，它太沉重了。

　　通过让莉迪亚作为体验者回应她的批评者，她能够表达出批评对她的情绪影响。她内心深处的原发非适应性的情绪——羞耻感（感觉像个失败者）得以表达。与此同时，治疗师运用同理加深了莉迪亚对自己羞耻的体验，并给予支持。随后，治疗师帮助莉迪亚识别与她的原发羞耻感受相关的需求。

　　治疗师：这真的快把你压垮了。那么你需要从这个角色那里得到什么？［指着批评者的椅子］

　　莉迪亚：［作为体验者］我需要她理解我有多努力。

　　治疗师：是的，你需要她理解你有多努力。告诉她吧。［指着批评者的椅子］

　　莉迪亚：［作为体验者对批评者说］我需要你认可我的努力。鼓励我，而不是打击我。

　　治疗师：是的，你需要她少一点批评、多一点支持。

　　莉迪亚：［作为体验者］我差点想让她滚。［笑着做了一个像是把批评者推开的手势］

　　治疗师：［鼓励的语气］是的，告诉她滚开！

　　莉迪亚：［作为体验者对批评者说］滚开。

　　治疗师：再来一遍。

　　莉迪亚：［作为体验者用更加坚定、自信的语气对批评者说］滚开！

　　在向批评者表达她需要支持和认可的时候，莉迪亚的愤怒作为一种对立的适应性情绪开始出现。治疗师与她表达这种情绪的方式保持同频，并识别出她的笑声是因愤怒而感到不安的表现。治疗师回应并加强和放大莉迪亚被压抑的适应性愤怒，这有助于她与批评者形成更健康的界限。接下来，治疗师让莉迪亚回到批评者的椅子上回应体验者。

治疗师：现在再换回来。

［莉迪亚换了椅子。］

治疗师：当你听到莉迪亚这样说时，你会有什么感受？

莉迪亚：［作为批评者对体验者说］我看到这对你来说有多难，我很抱歉我大部分时间都没有更多地支持你。但我觉得如果没有我的话，我不太信任你能成为一个好母亲。你一旦放松下来，坏事马上就会发生。［指着体验者的椅子］我是为了你好。

治疗师：这是谁的声音？在你的生活中，有谁扮演过这个角色？

莉迪亚：［作为批评者］肯定是我母亲。

有很多来访者内在的批评者会和自己的重要他人（如父母）有关。一旦莉迪亚将她的批评者辨认为母亲的声音，治疗师就能捕捉到这是未竟事宜的标志。由于未竟事宜是她批判性分裂的根源，对此进行干预有可能在最深层次上引起改变，因此治疗师在莉迪亚与母亲之间发起了空椅对话。在最开始，治疗师引导莉迪亚扮演母亲，表达批评，以唤起母亲在她心中的存在感。

> 治疗师：你能扮演你的母亲的那个部分吗？你的母亲会怎么对你说这些话？
>
> 莉迪亚：[以母亲的口吻对体验者说] 你必须成为最好的。如果你不是最好的，就没有人尊重你。你要比其他人更加努力。不要让他们打败你。你没有时间停下来放松。在其他人休息的时候，你要继续工作。
>
> 治疗师：对，就是这样。你不能停下来，不能放松警惕。要继续更加努力地工作，成为最好的。如果她不听你的话，那么会发生什么？
>
> 莉迪亚：[以母亲的口吻对体验者说] 你将一事无成。你将是一个失败者，而我将是你失败的母亲。在这个家庭里，我们不可以有输家，只有赢家。
>
> 治疗师：对，不要成为失败者，正是如此。
>
> 莉迪亚：[以母亲的口吻对体验者说] 你现在的职业发展不如你想象的好。你的伴侣离开了你。你做出了糟糕的选择。我对你很失望。现在轮到了你的女儿，你正在让她重蹈你的覆辙。

在莉迪亚扮演她母亲的批评角色之后，治疗师邀请她换椅子，让她可以从体验者的角度回应她的母亲。

治疗师：现在请你坐到这边来。

［莉迪亚换了把椅子。］

治疗师：听到你的母亲说那些话是什么感觉？

莉迪亚：［扮演体验者］很受伤［哭泣］。

治疗师：嗯，很受伤。

莉迪亚：［扮演体验者］我永远无法达到你的标准。

治疗师：她让你觉得你不够好。

莉迪亚：［扮演体验者］而且非常害怕，总是充满焦虑。

治疗师：是的，真的很害怕……

莉迪亚：［扮演体验者］害怕成为失败者……这太可怕了。

治疗师：［以同理的语气］是的，这非常糟糕。

莉迪亚：［扮演体验者哭泣］是的，我尽力了，但好像没有任
　　　　何效果。你看不到我的努力。我做的每件事你都不放
　　　　过，还总是指出我不够好的地方。

治疗师：你永远都不够好。

莉迪亚：［扮演体验者哭泣］这太糟糕了，一切都糟糕透了。

治疗师：［以同理的语气］嗯……把你觉得最糟糕的部分告
　　　　诉她。

莉迪亚：［扮演体验者对母亲说］我觉得自己像垃圾。我觉得
　　　　自己很肮脏，还有我总是害怕把事情搞砸。［以愤怒
　　　　的语气］我总是害怕让你失望。

治疗师：告诉她"你施加这么大的压力给我，这对我很不公

平"。是这样吗？告诉她。

莉迪亚：[扮演体验者]是的，这很不公平。这不是一个母亲
应该做的。

治疗师：告诉她你心中的怨恨。

莉迪亚：[扮演体验者]我恨你总是盯着我。

治疗师：你需要的是什么？

莉迪亚：[扮演体验者]我需要你鼓励和支持我，而不是打压
我。我需要你以真正有帮助的方式帮助我。当我难以
相信自己时，我需要你相信我。这才是母亲应该做
的。我需要你站在我这一边，而不是对立面。

治疗师：是的，你真的需要母亲的支持和接纳。

莉迪亚：[扮演体验者以更为坚定的口吻对母亲说]我需要你
的支持……[停顿并再次哭泣]不仅是现在，还包括
当我还是一个小女孩时，我在学校努力表现得好点，
就是希望你可以为我感到骄傲。我这辈子感受到了太
多来自你的压力。

治疗师：[以同理的语气]太多压力了。即使在你还是个小女
孩的时候，这对你来说也非常艰难。

莉迪亚：[扮演体验者哭泣]真的太难了……

在上面的对话中，治疗师鼓励莉迪亚在回应母亲的批评时表达
原发的非适应性的羞耻感。治疗师还试图引导莉迪亚体会原发的适

应性的赋权性愤怒，这是一种辩证对立和被压抑的情绪，以及表达
她对母亲支持和认可她的未满足的需求。一旦莉迪亚能够体会到这
些未满足的需求并让母亲对未能满足这些需求负责，她就会感到悲
伤并哀悼她对母亲的渴望。在后面的片段中，莉迪亚以母亲的身份
回应了她表达出的未满足的需求。

> 莉迪亚：[扮演母亲对体验者说] 我没有想要对你严厉或让你
> 感到焦虑。我只是想保护你不受坏事情的伤害。我想
> 让你得到我所认为最好的。我的父母让我生活在对
> 失败的恐惧中，我想这可能是我知道做母亲的唯一方
> 式。我很害怕，当我不知道还能怎么办时，我把这些
> 都照搬到了你身上。

> 治疗师：你希望她知道什么？

> 莉迪亚：[扮演母亲对体验者说] 我很抱歉 [哭泣]。我没有想
> 要伤害你。我爱你。你有很多优点，但我从来没有想
> 过大声说出来让你知道。我很难大声说出我为你感到
> 骄傲。

> 治疗师：你为她感到骄傲的是什么？

> 莉迪亚：[扮演母亲对体验者说] 我为你的坚强、决心和智慧
> 感到骄傲，而且在对待黛德丽的方式上，你可能比我
> 做得更好。

在上述活现的互动过程中，莉迪亚对母亲的看法发生了转变，

原来她的母亲并没有那么强大，并且她也有自己的问题。更具体地说，这种体验性的任务帮助她获得了新的洞见，即母亲对她的批评根源于她自己的焦虑和自我批评，以及母亲小时候与她父母的早期经历。这种活现也让她体验到了母亲会如何回应她未被满足的赞扬和支持的需求。尽管这种互动在现实生活中并没有真正发生在莉迪亚和她的母亲之间，但这种体验性的活现导致了一种新的生活体验，将整合到莉迪亚的情感记忆或情绪基模中。在之后的一个会谈中，莉迪亚最终能够原谅她的母亲并释怀。

> 莉迪亚：[扮演体验者] 我理解了我的母亲为什么会这样做，我仍然爱她。
>
> 治疗师：请你告诉她吧。
>
> 莉迪亚：[扮演体验者对母亲说] 妈妈，我原谅你了。我理解你为什么那么做。我爱你……但我不会再等待你的认可，或者害怕得不到认可，因为我无法继续这样生活下去了。

　　在处理与母亲未竟事宜的过程中，莉迪亚更好地理解了自己作为黛德丽母亲的担忧和自我批评的根源，这反过来影响了她的育儿方式。她意识到，她的非适应性羞耻感和继发的焦虑是在与女儿的互动中重新激活的感受，它们并不能帮助她做出更好的决策。这些洞见被整合到一个新修正后的叙事中，即她是一个有价值的和足够好的母亲。一种新的、更具适应性的自豪和自我同情的状态出现了，并得到了她的治疗师如下所示的支持。

莉迪亚：我正在尽我所能，努力地奋斗着。育儿并不容易，但
　　　　我每天都会全力以赴。我真的非常爱我的女儿。

治疗师：[鼓励的语气]是的，你非常爱她。她非常幸运拥有你
　　　　这样的母亲。

莉迪亚：即使她没有考上医学院，那也并不意味着她或我会成
　　　　为失败者。

治疗师：是的，完全正确。

莉迪亚：我想象一下，就像我需要我的母亲告诉我她为我感到
　　　　骄傲并鼓励我一样，黛德丽也需要我给予她同样的东
　　　　西。[眼含泪水]或许她正在经历着我和我的母亲一样
　　　　的事情。

治疗师：现在你内心发生了什么？

莉迪亚：嗯，一想到她可能有同样的感受，我就感到非常
　　　　悲伤。

治疗师：当你想到她可能有同样的感受时你会感到悲伤，这是
　　　　因为你非常关心她。你认为她需要你做什么？

莉迪亚：我认为，如果我想要帮助她并与她建立更好的关系，
　　　　我就需要放松下来。我认为，这对我来说会很困难，
　　　　因为放松会让我感到焦虑。我不想走到另一个极端，
　　　　让她陷入麻烦。但也许我可以尝试更好地平衡这两个
　　　　极端。

治疗师：听起来你内心已经知道她需要什么，这也是你想要给予她的。

莉迪亚：是的，我知道。我可以做到。我只需要在焦虑和那种感觉再次出现时说服自己。

治疗师：是的，就是这样。那个声音［批评者／母亲］试图帮助你，但却让你感到害怕并且基于恐惧采取行动。而你现在所说的，是你内心最真实的声音。

莉迪亚：从现在开始，我将听从自己的声音。我能做到。黛德丽和我会越来越好的。

实用策略：该做些什么

- 建立积极的治疗关系，应用罗杰斯的同理、真诚一致和无条件积极关注原则；
- 建立与情绪工作相关的理论基础；
- 促使来访者意识到并积极接纳他们的情绪体验，帮助他们用语言表达自己的情绪；
- 倾听来访者的叙述，与来访者当下的情绪加工保持同步；
- 评估来访者的情绪反应是健康的还是不健康的，确定哪些情绪需要更充分地表达、哪些需要转化；
- 在同理和过程指导之间保持平衡，促进体验式干预，解决问题加工的标记；

- 跟随来访者的痛苦指南针，进入他们核心的底层痛苦情绪；
- 认可来访者的感受和需求；
- 支持体验新的适应性情绪和相关的行动倾向；
- 帮助将新的情绪信息纳入来访者的叙述中。

参考文献

Alexander, F., & French,T. M. (1946). Psychoanalytic therapy. New York: Ronald Press.

Angus, L., & Greenberg, L. (2011). *Working with narrative in Emotion-Focused Therapy*. Washington, DC: American Psychological Association.

Bechera, A., Damasio, H., Tranel, D., & Damasio, A. (1997). Deciding advantageously before knowing the advantageous strategy. *Science, 275*, 1293–1295.

Bortiz, T., Angus, L., Monette, G., Hollis-Walker, L., & Warwar, S. (2011). Narrative and emotion integration in psychotherapy: Investigating the relationship between autobiographical memory specificity and expressed emotional arousal in brief emotion-focused and client-centered treatment of depression. *Psychotherapy Research, 21*, 16–26.

Bowen, M. (1966).The use of family theory in clinical practice. *Comprehensive Psychiatry, 7*(5), 345–374.

Choi, B., Pos,A., & Magnusson, M. (2016). Emotional change process in resolving self-criticism during experiential treatment of depression. *Psychotherapy Research, 26*, 484–499.

Cornell, A. W. (1996). *The power of focusing: Finding your inner voice*. Oakland, CA: New Harbinger.

Damasio, A. (1994). *Descartes' error: Emotion, reason, and the human brain*. New York, NY: G.P. Putnam's Sons.

Damasio, A. (1999). *The feeling of what happens*. New York, NY: Harcourt-Brace.

Damasio, A. (2003). *Looking for Spinoza: Joy, sorrow, and the feeling brain*. Boston, MA: Mari-ner Books.

Elliott, R., & Greenberg, L. (2017). Humanistic-experiential psychotherapy in practice. In A. Consoli, L. Beutler, & B. Bongar (Eds.), *Comprehensive textbook of psychotherapy: Theory and practice* (pp. 106–120). New York, NY: Oxford University Press.

Elliott, R., Greenberg, L., & Lietaer, G. (2004). Research on experiential psychotherapy. In M. Lambert (Ed.), *Bergin and Garfield's handbook of psychotherapy and behavior change* (pp. 493–539). New York, NY: John Wiley & Sons.

Elliott, R., Watson, J., Goldman, R., & Greenberg, L. (2004). *Learning Emotion-Focused Therapy:The process-experiential approach to change*. Washington, DC: American Psychological Association.

Ellison, J., Greenberg, L., Goldman, R., & Angus, L. (2009). Maintenance of gains following experiential therapies for depression. *Journal of Consulting and Clinical Psychology, 77*, 103–112.

Foa, E., & Jaycox, L. (1999). Cognitive-behavioral theory and treatment of posttraumatic stress disorder. In D. Spiegel (Ed.), *Efficacy and cost-effectiveness of psychotherapy* (pp. 23–61).Washington, DC: American Psychiatric Publishing.

Forgas, J. (1995). Mood and judgments: The Affect Infusion Model (AIM). *Psychological Bulletin, 117*, 39–66.

Forgas, J. (2000). *Feeling and thinking*. Cambridge: Cambridge University Press.

Frankl,V. (1959). *Man's search for meaning*. Boston, MA: Beacon.

Frederickson, B. (2001). The role of positive emotions in positive psychology: The broaden-and-build theory of positive emotions. *American Psychologist, 56*, 218–226.

Frederickson, B., Mancuso, R., Branigan, C., & Tugade, M. (2000).The undoing effect of positive emotions. *Motivation and Emotion, 24*, 237–258.

Frijda, N. (1986). *The emotions: Studies in emotion and social interaction*. Cambridge: Cambridge University Press, ISBN: 0521316006, 9780521316002.

Gendlin, E. (1981). *Focusing*. New York, NY: Bantam.

Gendlin, E. (1996). *Focusing-oriented psychotherapy:A manual of the experiential method.* New York, NY: Guilford Press.

Goldman, R., & Greenberg, L. S. (2015). *Case formulation in Emotion-Focused Therapy: Cocreating clinical maps for change.*Washington, DC: American Psychological Association.

Goldman, R., Greenberg, L. S., & Angus, L. (2006). The effects of adding emotion-focused interventions to the client-centered relationship conditions in the treatment of depression. *Psychotherapy Research, 16,* 536–546.

Goldman, R., Greenberg, L. S., & Pos, A. (2005). Depth of emotional experience and outcome. *Psychotherapy Research, 15,* 248–260.

Greenberg, L. S. (1979). Resolving splits: The two-chair technique. *Psychotherapy:Theory, Research and Practice, 16,* 310–318.

Greenberg, L. S. (1986). Change process research. *Journal of Consulting and Clinical Psychology, 54,* 4–9.

Greenberg, L. S. (2002). *Emotion-Focused Therapy: Coaching clients to work through their feelings.*Washington, DC: American Psychological Association.

Greenberg, L. S. (2004). Emotion-Focused Therapy. *Clinical Psychology & Psychotherapy, 11,* 3–16. doi: 10.1002/cpp.388

Greenberg, L. S. (2010). Emotion-Focused Therapy: A clinical synthesis. *Focus, 8,* 1–11.

Greenberg, L. S. (2011). *Emotion-Focused Therapy.*Washington, DC: American Psychologi-cal Association.

Greenberg, L. S. (2012). Emotions, the great captains of our lives:Their role in the process of change in psychotherapy. *American Psychologist, 67*(8), 697–707. doi: 10.1037/a0029858

Greenberg, L. S., & Angus, L. (2004). The contributions of emotion processes to narrative change in psychotherapy: A dialectical constructivist approach. In L. Angus & J. McLeod (Eds.), *Handbook of narrative psychotherapy: Practice, theory, and research* (pp. 331–349).Thousand Oaks, CA: Sage Publications, Inc.

Greenberg, L. S.,Auszra, L., & Herrmann, I. R. (2007).The relationship among emotional productivity, emotional arousal and outcome in experiential therapy of depression. *Psychotherapy Research*, *17*, 482–493.

Greenberg, L. S., & Dompiere, L. (1981). Specific effects of Gestalt two-chair dialogue on intrapsychic conflict in counseling. *Journal of Counseling Psychology*, *28*, 288–294.

Greenberg, L. S., & Goldman, R. (2007). Case formulation in Emotion-Focused Therapy. In T. Eells (Ed.), *Handbook of psychotherapy case formulation* (pp. 379–412). New York, NY: Guilford Press.

Greenberg, L. S., & Johnson, S. (1988). *Emotionally focused couples therapy*. New York, NY: Guilford Press.

Greenberg, L. S., & Malcolm,W. (2002). Resolving unfinished business: Relating process to outcome. *Journal of Consulting and Clinical Psychology*, *70*, 406–416. http://dx.doi. org/10.1037/0022-006X.70.2.406

Greenberg, L. S., & Paivio, S. (1997). *Working with emotions in psychotherapy*. New York, NY: Guilford Press.

Greenberg, L. S., & Rice, L. (1981).The specific effects of a Gestalt intervention. *Psychotherapy:Theory, Research, and Practice*, *18*, 31–37.

Greenberg, L. S., Rice, L., & Elliott, P. (1993). *Facilitating emotional change:The moment by moment process*. New York, NY: Guilford Press.

Greenberg, L. S., & Safran, J. D. (1987). *Emotion in psychotherapy: Affect, cognition, and the process of change*. New York, NY: Guilford Press.

Greenberg, L. S., Warwar, S., & Malcolm, W. (2008). Differential effects of Emotion Focused Therapy and psychoeducation in facilitating forgiveness and letting go of emotional injuries. *Journal of Counselling Psychology*, *55*, 185–196.

Greenberg, L. S., & Watson, J. C. (1998). Experiential therapy of depression: Differential effects of client-centered relationship conditions and process experiential interventions. *Journal of Psychotherapy Research*, *8*, 210–224.

Greenberg, L. S., & Watson, J. C. (2006). *Emotion-Focused Therapy of depression*. Washington, DC: American Psychological Association.

Greenberg, L. S.,& Webster, M. (1982). Resolving decisional conflict by Gestalt two-chair dialogue: Relating process to outcome. *Journal of Counseling Psychology*, *29*, 468–477.

Izard, C. E. (2002). Translating emotion theory and research into preventative interventions. *Psychological Bulletin, 128,* 796–824.

Johnson, S., Hunsley, J., Greenberg, L., & Schlindler, D. (1999). Emotionally focused couples therapy: status and challenges. *Clinical Psychology: Science and Practice, 6,* 67–79.

LeDoux, J. E. (1996). *The emotional brain:The mysterious underpinnings of emotional life.* New York, NY: Simon & Schuster.

Leijssen, M. (1998). Focusing: Interpersonal and intrapersonal conditions of growth. In E. Lambers & B.Thorne (Eds.), *Person-centered therapy:A European perspective* (pp. 131–158). Thousand Oaks, CA: Sage.

Lieberman, M. D., Eisenberger, N. I., Crockett, M. J., Tom, S., Pfeifer, J. H., & Way, B. M. (2007). Putting feelings into words: Affect labeling disrupts amygdala activity to affective stimuli. *Psychological Science, 18,* 421–428.

MacLeod, R., Elliott, R., & Rodgers, B. (2012). Process-experiential/Emotion-Focused Therapy for social anxiety: A hermeneutic single-case efficacy design study. *Psychotherapy Research, 22,* 67–81.

Malin, A., & Pos, A. (2015).The impact of early empathy on alliance building, emotional processing, and outcome during experiential treatment of depression. *Psychotherapy Research, 25,* 445–459.

May, R. (1977). *The meaning of anxiety.* New York, NY: Norton.

McGuinty, E., Nelson, J., Carlson, A., Crowther, E., Bednar, D., & Foroughe, M. (2015). Redefining outcome measurement: A model for brief psychotherapy. *Clinical Psychology & Psychotherapy.* doi: 10/1002/cpp.1953

Missirlian,T.,Toukmanian, S.,Warwar, S., & Greenberg, L. (2005). Emotional arousal, client perceptual processing, and the working alliance in experiential psychotherapy for depression. *Journal of Consulting and Clinical Psychology, 73,* 861–871.

Nadel, L., & Bohbot,V. (2001). Consolidation of memory. *Hippocampus, 11,* 56–60.

Oatley, K. (1992). *Best laid schemes.* Cambridge, UK: Cambridge University Press.

Paivio, S., & Greenberg, L. S. (1995). Resolving "unfinished business": Efficacy of experiential therapy using empty-chair dialogue. *Journal of Consulting and*

Clinical Psychology, *63*, 419–425.

Paivio, S., & Nieuwenhuis, J. (2001). Efficacy of emotion focused therapy for adult survivors of child abuse: A preliminary study. *Journal of Traumatic Stress*, *14*, 115–133.

Paivio, S., & Pascual-Leone, A. (2010). *Emotion-Focused Therapy for complex trauma: An integrative approach.*Washington, DC: American Psychological Association.

Pascual-Leone, J. (1987). Organismic processes for neo-Piagetian theories: A dialectical causal account of cognitive development. *International Journal of Psychology*, *22*(5–6), 531–570.

Pascual-Leone, J., & Greenberg, L. (2007). Emotional processing in experiential therapy: Why "the only way out is through." *Journal of Consulting and Clinical Psychology*, *75*, 875–887.

Perls, F., Hefferline, R. F., & Goodman, P. (1951). *Gestalt therapy*. New York, NY: Dell Press.

Pos, A., Greenberg, L., Goldman, R., & Korman, L. (2003). Emotional processing during experiential treatment of depression. *Journal of Consulting and Clinical Psychology*, *71*, 1007–1016.

Rice, L., & Greenberg, L. (Eds.) (1984). *Patterns of change: An intensive analysis of psychotherapeutic process*. New York, NY: Guilford Press.

Rice, L., & Saperia, E. (1984). Task analysis of the resolution of problematic reactions. In L. Rice & L. S. Greenberg (Eds.), *Patterns of change: Intensive analysis of psychotherapy process*. New York, NY: Guilford Press.

Robinson, A. L., Dolhanty, J., & Greenberg, L. S. (2015). Emotion Focused Family Therapy for eating disorders in children and adolescents. *Clinical Psychology & Psychotherapy*, *22*, 75–82.

Robinson, A. L., Dolhanty, J., Stillar, A., Henderson, K., & Mayman, S. (2014). EmotionFocused Family Therapy for eating disorders across the lifespan: A pilot study of a 2-day transdiagnostic intervention for parents. *Clinical Psychology & Psychotherapy*, *23*, 14–23.

Rogers, C. (1957). The necessary and sufficient conditions of therapeutic personality change. *Journal of Consulting Psychology, 21*(2), 95–103.

Shahar, B., Bar-Kalifa, E., & Alon, E. (2017). Emotion-Focused Therapy for social anxiety disorder: Results from a multiple baseline study. *Journal of Consulting and Clinical Psychology, 85*, 238–249.

Sharbanee, J., Goldman, R., & Greenberg, L. (in press).Task analyses of emotional change. In L. Greenberg & R. Goldman (Eds.), *The clinical handbook of Emotion-Focused Therapy*. Washington, DC: American Psychological Association.

Stanton, A., Danoff-Burg, S., Cameron, C., Bishop, M., Collins, C., Kirk, S., . . . Twillman, R. (2000). Emotionally expressive coping predicts psychological and physical adjustment to breast cancer. *Journal of Consulting and Clinical Psychology, 68*, 875–882.

Tarba, L.R. (2015). Relating a model of resolution of arrested anger to outcome in Emotion-Focused Therapy of depression (Unpublished doctoral dissertation). York University,Toronto, Canada.

Tamietto, M., & de Gelder, B. (2010). Neural bases of the non-conscious perception of emotional signals. *Nature Reviews Neuroscience, 11*, 697–709.

Tomkins, S. (1962). *Affect imagery consciousness. Vol I: The positive affects.* New York, NY: Springer.

Tugade, M. M., & Fredrickson, B. L. (2004). Resilient individuals use positive emotions to bounce back from negative emotional experiences. *Journal of Personality and Social Psychology, 86*, 320–333.

Tugade, M. M., & Fredrickson, B. L. (2007). Regulation of positive emotions: emotion regulation strategies that promote resilience. *Journal of Happiness Studies, 8*(3), 311–333.

Watson, J. C., Gordon, L., Stermac, L., Kalogerakos, F., & Steckley, P. (2003). Comparing the effectiveness of process-experiential with cognitive-behavioral psychotherapy in the treatment of depression. *Journal of Consulting and Clinical Psychology, 71*, 773–781.

Watson, J. C., & Greenberg, L. S. (1996). Pathways to change in the psychotherapy of depression: Relating process to session change and outcome. *Psychotherapy: Theory, Research, Practice, and Training, 33*, 262–274.

Watson, J. C., & Greenberg, L. S. (2017). *Emotion-Focused Therapy for generalized anxiety*. Washington, DC: American Psychological Association.

Watson, J. C., & Rennie, D. (1994). Qualitative analysis of clients' subjective experience of significant moments during the exploration of problematic reactions. *Journal of Counseling Psychology, 41*, 500–509.

Wnuk, S. M., Greenberg, L., & Dolhanty, J. (2015). Emotion-focused group therapy for women with symptoms of bulimia nervosa. *Journal of Treatment and Prevention, 23*, 253–261.

Wong, K., & Pos, A. (2014). Interpersonal processes affecting early alliance formation in experiential therapy for depression. *Psychotherapy Research, 24*, 1–11.

Yalom, I. D. (1980). *Existential psychotherapy*. New York, NY: Basic Books.

第 2 章

针对儿童及青少年的情绪聚焦治疗

米丽丝·福鲁格

Emotion
Focused Family
Therapy with
Children
and Caregivers
A Trauma-Informed
Approach

作为在儿童和家庭诊所工作的情绪聚焦流派的临床医生，我们很快就会考虑到在儿童及青少年治疗中使用情绪聚焦方法。本章概述了如何尝试将情绪聚焦疗法应用于儿童和青少年治疗的过程，以及在发展的过程中，如何最终将儿童及青少年的养育者也纳入治疗中。

考虑到情绪和情绪调节在儿童及青少年心理健康发展中的核心作用，将 EFT 应用于儿童和家庭心理健康的干预工作是非常合理的。苏珊·约翰逊（Susan Johnson）和她的同事发现将 EFT[①] 应用于儿童和家庭在他们的工作中非常有效（Johnson, 2013; Johnson & Wittenborn, 2012; Johnson, Maddeaux, & Blouin, 1998），其工作重点是促进亲子关系中关于可获得性和回应性的正向循环。在苏珊·约翰逊的 EFT 家庭治疗中，治疗师通过二元、三元和家庭团体会谈帮助识别家庭中的依恋模式和负向循环。通过与孩子单独见面，治疗联盟得到加强，孩子会更愿意分享他可能在父母面前不敢说的事情。治疗师帮助孩子将感受传递给父母，从而使家庭成为一个具

---

① 苏珊·约翰逊曾与莱斯利·格林伯格一起创立了 EFT。现今约翰逊的 EFT 流派被称为情绪取向治疗（emotionally focused therapy），在理论和临床应用上与格林伯格的情绪聚焦疗法（emotion-focused therapy）有所不同。

有凝聚力和恢复能力的避风港和安全基地（Johnson, 2013; Johnson, Maddeaux, & Blouin, 1998）。

尽管目前还没有关于格林伯格的 EFT 模型应用于儿童临床实践的研究发表，但拉弗朗斯·罗宾逊（Lafrance Robinson）、多尔汉蒂和格林伯格发现（2013）EFT 在青少年进食障碍（eating disorders, EDs）的治疗中是有效的，之前他们成功地将 EFT 应用于治疗成人进食障碍（Dolhanty & Greenberg, 2009）。在另一项研究中，戴蒙德（Diamond）及其同事（2016）将针对青年的个体 EFT 与基于依恋的家庭治疗（attachment based family therapy, ABFT）进行了比较。与他们的预期相反，研究人员发现个体 EFT 与 ABFT 相比，能够更有效地促进情绪加工。两种治疗方法都能显著减轻未解决的愤怒、状态愤怒、依恋焦虑和心理症状。而 ABFT 只有在减少依恋回避方面比 EFT 更有帮助。这是一个重要的发现，因为它表明，尽管情绪聚焦技术可以带来更多的情绪加工，但实际上真实的亲子互动——相比在"椅子工作"中想象的对话——使得孩子更有可能渴求和转向他们的父母。

虽然我们在临床中最终结合了情绪聚焦加工和由治疗师支持的亲子互动两个方面的优势，但我们最初尝试在儿童治疗中使用 EFT 是在单独与儿童或青少年会谈的背景下进行的，考虑到个体疗法中的保密性和自主性原则，会谈的形式（只有儿童参与）也就排除了将父母以核心方式纳入到治疗中。

儿童个体治疗中的 EFT

通过使用自我批评分裂技术，一些年仅九岁的孩子就能够处理与恐惧相关的困难，如社交焦虑、广泛性焦虑和特定的恐惧。许多孩子也能够开始处理愤怒和悲伤，修正未竟事宜，在空椅工作中扮演自己和一个重要的养育者之间的经历。在这个过程中，一些孩子似乎能够处理他们内在模式中养育者令人受伤 / 不同频的部分。当要求孩子去隔离或加强让他们不舒服的父母部分时，许多孩子能够做到这一点，尽管有时也会比成年人在类似的"椅子工作"中笑得更多、感觉更尴尬。孩子们也可以通过情绪聚焦的空椅技术处理当前的人际冲突，如在学校中与同伴的关系问题、欺凌事件或其他社交困难。

然而，儿童和成人在使用 EFT 的椅子技术时也存在着重要差异。与成人相比，儿童与依恋相关的记忆明显基于更近期的经历。更重要的是，儿童将在与主要养育者的日常互动中继续形成这些依恋相关的记忆。因此，儿童的情绪任务更类似于"进行中的工作"，而不是"未竟事宜"。

与成年人进行 EFT 的情况相比，与儿童进行现场的情感处理工作时会有一些有趣的观察。首先，儿童会非常迅速地出现核心的非适应性情绪，情感记忆很容易被贴近，也很容易体验到。治疗师需要准备好在第一次尝试未竟事宜的"椅子工作"的前几分钟内，就可以迅速识别儿童的核心非适应性情绪的表达，并给予支持。在核心情绪得到认可后，也会非常迅速地进入到椅子技术的解决阶段，儿童几乎可以在首次会谈中就体验到痛苦情绪被识别和确认后的轻松和解脱。

在自我批评的过程中，儿童可以通过"回击"他们的批评者来获得信心和宽慰。在自我批评阶段之后，许多儿童自发地谈到想要与养育者分享对 EFT 的感受，但也会表示这样做可能不会有什么好结果，如"我希望我能像这样和我妈妈交谈，但她估计会吓坏的""你想来我家，试着替我向我的父母解释一下吗""哇，这就是当你的感受得到认可时的感觉。每次只要我一开口，我的父母就会制止我"。这些孩子在进行 EFT 的未竟事宜任务时，他们会体验到非常强烈的情绪。我们将详细介绍未竟事宜中的儿童情感工作过程，特别是干预过程中找不到解决方式时，因为这在临床上是非常具有挑战性的。更重要的是，这也成了在治疗过程中关注和借助真实亲子关系的催化剂。

成功解决问题

对于一些儿童来说，通过"椅子工作"技术表达出的伤害很容易解决。这些儿童能够想象他们的父母在"空"椅上变得柔软，并且能够在相当大的程度上满足他们的需求，即使不是完美的。这些孩子展现出很高的心理弹性，能够把他们的父母想象成是非常具有支持性和高回应的。他们似乎能够把他们新构建的父母形象带到会谈之外的生活中。通常，只需要进行 6 ~ 8 次 EFT"椅子工作"技术，孩子就能感到明显的解脱，特别是对于非适应性的恐惧情绪的应对。

爆发 ①

第二类儿童是在"椅子工作"中对想象中的养育者表达出强烈的愤怒。这些儿童对着另一把椅子上他们想象中的父母"爆发"，责怪他们要为自己生活中遇到的一切不公、痛苦或困难负责。他们对父母表现出公开的敌对情绪，拒绝接受想象中父母的安抚或支持，并拒绝任何对自己痛苦的道歉或承认。他们在咨询室外与父母的真实关系中，通常存在巨大的紧张和争吵，父母报告说他们的孩子有反抗、粗鲁和蔑视的行为。他们生活中认识的其他成年人跟儿童相处时可能有类似的困难，也可能没有。

否认

第三类儿童在想象中的父母出现在空椅子上时会表现出"否认"。这个群体中最主要的情绪是与父母相关的负罪感 / 羞愧感，其次是对父母的担忧。这些儿童无法完全参与到未竟事宜的任务中，并明确表示他们不想成为负担，或者不想通过分享他们正在经

---

① 爆发、否认和沉默的分类是根据 EFFT 关系修复任务中，儿童对父母道歉的反应框架而得出的。

历的强烈情绪而伤害到父母。偶尔情况下，仅仅是通过参加治疗，感觉自己被另一个人听到和认可就可以使他们的症状有所改善，至少会暂时缓解。然而，对于这类大多数儿童来说，症状往往会再次出现，有时以更普遍的症状或临床障碍的形式复发。这类儿童的常见特征是他们会说"我的父母正在尽其所能""我不想把这个问题归咎于他们""我妈妈已经受了很多苦了"，以此来表明他们不愿意表达任何负面情绪，也不愿意与想象中的父母分享自己的伤痛。他们往往认为自己的父母不够"强大"，无法处理孩子所经历的事情。

在某些情况下，这种风格的儿童会展示出希望能够向父母表达痛苦情感的微妙迹象，但这些愿望很快就会被他们自己压抑下去。如果儿童呈现出这种矛盾，或公开拒绝表达他们的负面情绪，情绪聚焦的治疗师可以通过识别冲突来推动咨询："好的，所以你感受到这种愤怒，然后你说服自己脱离出来，但是愤怒仍然存在，就像你说的那样，'在你的肚子里烧了个洞'。所以，让我们把你的妈妈／爸爸／其他养育者／校园霸凌者放到这张椅子上，然后去表达那份愤怒。"孩子可能仍然会拒绝或表达不情愿，但内部冲突和需要他们抵达的愤怒已被命名并标识为未来干预的目标。此外，一些促进情感表达的技巧包括：

- 将空椅子向后移至较远处，使得想象中的父母或其他人不会离孩子的座位太近；
- 将空椅中的人放入"隔音室"，让孩子向治疗师表达他们的感受，然后要求孩子在打开"隔音室"时向空椅子中的人分享一小部分刚才表达的感受；

- 处理孩子表达情感的"障碍"，让他们坐在空椅子上，成为阻止他们表达情感、将其压抑或隐藏的那一部分自己；

- 运用幽默的力量，鼓励孩子说"我的治疗师让我告诉你我很生气，但我本来不想告诉你"，或让孩子用耳语、拼写的方式表达那些难说出口的话，而不是直接说出来等。

尽管在紧密强大的治疗联盟下，这些建议可能有效，但习惯否认的这一类儿童仍需要很长时间和实践，才能够向"空椅子"表达负面情感。如果空椅中的人是养育者或其他家庭成员，治疗师可能会考虑进行单独的会谈，让这个人可以倾听和肯定孩子的感受，并开始在他们当前的关系中进行小的改变。本章会在后面更详细地介绍这些单独针对养育者的会谈。

沉默

第四类儿童也不愿意与父母分享自己的负担，或者在想象父母坐在空椅子上时几乎什么都不说。通常，由于无法相信父母能处理他们强烈的情绪，以及对感受任何负面情绪和成为家庭负担感到羞愧，这些儿童在面对想象中的父母时几乎完全沉默和自我封闭。在与这些儿童的交流中，他们能够表达对与家人分享自己的感受可能产生的潜在后果的强烈恐惧。这些儿童通常需要更长时间的治疗过程，或者让他们的父母先参加几次会谈，以便父母能够开始成为儿童的情绪教练，并使儿童更容易表达情绪。重要的是要记住，孩子对分享感受的恐惧与任何特定的父母行为并无必然关系。换句话说，并不一定是父母的行为导致孩子情绪回避，而是孩子自身的性格、情绪风格、家庭环境和其他许多因素的综合作用。尽管父母可能不是导致孩子情绪回避的原因，但他们可以支持孩子逐渐减轻负担，并更能够处理自己的情绪。

在以上这三类尚未得到解决的情况中，对我们临床医生和治疗师来说最具挑战性的可能是那些保持沉默的孩子，因为他们的情绪被严密地隔离着，极难接触到。在所有类别中，孩子们似乎最需要的是让父母负起责任。那些更容易"爆发"的孩子陷入了指责父母的阶段，他们反复使用愤怒来掩盖更脆弱的情绪，而这些脆弱的情绪会涌现出来然后被压抑下去。"否认"组则将责任归咎于自己，并觉得要对父母的情绪负责。沉默／封闭组的孩子希望父母可以满足他们的需求，但他们不相信父母能够或愿意这样做，因此用一言不发来避免面对父母而产生失望。在与孩子进行的 EFT 过程中逐渐浮现出来的是，孩子们需要他们的养育者以某种方式参与进来。以下摘录自与一位 14 岁女孩进行的 EFT 会谈。

［孩子在自己的椅子上。］

治疗师：好的，我们可以试试不同的方式吗？想象一下你的
　　　　妈妈坐在那把椅子上。当你看到她时，你会有什么

感受？

蒂　　娅：没有什么感受，我不知道你在说什么？［笑了起来］

治疗师：真的，试着想象你的妈妈在那里……当你看到她时，
　　　　你有什么感受？

蒂　　娅：生气吧，我猜。

治疗师：你对她感到愤怒还是……

蒂　　娅：是的，我的意思很明显，因为就像为什么你甚至没有
　　　　意识到或者问你自己，当你为自己做出所有这些好的
　　　　改变时，我正在经历什么？我为你感到高兴，你终于
　　　　做到了！你离开了爸爸，这不是你想要的那种关系，
　　　　所以现在你有了一个对你好的人。好吧，我明白了。
　　　　每个人都应该得到那样的对待。但是，我的感受呢？
　　　　你有没有想过我是怎么过的？！［开始哭泣］不，你
　　　　没有。你只想到了自己。最糟糕的是，你希望我为
　　　　你的新生活和房子还有愚蠢的油漆颜色感到无比开
　　　　心……我不在乎！［大声喊叫］我喜欢我们以前的房
　　　　子！我喜欢我以前的生活！我不希望它被夺走，但它
　　　　就是发生了，而且是你做出了那个决定。

治疗师：你对于失去重要的东西没有发言权……并且你不能向
　　　　妈妈展示你有多痛苦……或者是？

蒂　　娅：是的，这让我很痛苦！

治疗师：你感到无助……或者伤心……

蒂　娅：两者都有。太伤心了。我哭了很多次，你没有看到，没有人知道。我没有让你看到我哭泣，因为我希望你开心。我想要为你高兴。但是我也需要你为我感到难过，而你没有。

治疗师：你需要妈妈看到你的悲伤，注意到你有多么痛苦。

蒂　娅：是的！我需要那样，任何人都会需要那样，不是吗？

治疗师：告诉她……让妈妈看到你的痛苦，告诉她你需要什么。

蒂　娅：我需要你来我的房间，看看我每天有多么伤心。从你们在餐桌上宣布消息的那个晚上，到搬家公司来的第二天清晨，我每天晚上都在哭。我需要你注意到这一点，就像你一直以来对我那样陪在我身边。我好像突然失去了你，就因为你有了他并且很快乐。我一下子失去了我的生活、我的房子、我的家庭和你的支持……我只是需要……［哭泣］……我需要你。我只是需要你帮助我知道我没事，我不会变疯。

治疗师：我需要你帮助我面对这种痛苦，这样我就不会孤单承受了。

蒂　娅：这样我就能处理它，而不会开始……算了。

治疗师：不会开始……

蒂　娅：不，我不说了。她不在这里，也无济于事了。如果我必须经历这一切来告诉她我的感受，她应该坐在那把椅子上倾听！

治疗师：所以你内心的一部分在说"我希望你现在在这里看到

这种悲伤……"

蒂　娅：是的。但她不在这里，对吧？只有我和这把椅子。我

有一把椅子而不是一个母亲，这太糟糕了。

治疗师在这里面临的最大挑战是如何对参与 EFT 的儿童提供
情感和需求上的支持。当蒂娅在情感的支持下表达了对母亲的愤怒
和原发的悲伤时，在治疗关系中对这种悲伤进行肯定在一定程度上
是有帮助的。然而，与成人 EFT 不同的是，青少年希望父母真的
在那里而不是面对一把空椅子，这并不是一个无法实现的愿望。除
非我们相信父母真的无法为自己的孩子提供情感支持，而且这种信
念不仅仅基于我们自身对如何让父母参与治疗的恐惧，否则为什么
不尝试支持他们的父母来给孩子提供肯定和支持，而是让我们代替
父母提供呢？

加入有创伤经历的养育者：可以还是不可以

通常情况下，无论养育者是否有家庭创伤史，他们都处于治疗
过程的外围。有过创伤经历的父母可能会对参与到治疗中更感到内
疚或害怕，他们往往认为自己应该对孩子的心理健康问题负有责
任，或者他们自己已经太破碎，以至于无法帮助"修复"孩子。但

是，他们可以采取实际行动来支持孩子的治疗，如带孩子去咨询、支付治疗费用、为他们安排预约等。虽然与父母沟通并邀请他们参与进来的过程看似很简单，但还是可能会有一些"临床阻断"妨碍到我们。这些阻断（blocks）包括担心被父母拒绝或责备、害怕与那些可能会让我们紧张生畏的父母交谈，以及有时因为我们与孩子及其未满足需求的紧密联盟而对父母产生愤怒或怨恨。

当我们知道养育者在童年时期经历过家庭内创伤时，我们可能特别不愿意让他们参与孩子的治疗，或要求他们承担起孩子情绪教练的角色。一些父母的行为（如激化冲突或轻视回应）甚至会让我们想起我们自己小时候父母做过的令人不快的事情，从而阻碍我们接近他们的内心。虽然克服这些阻碍让父母参与治疗可能会很有挑战性，但当我们不带偏见和畏惧地与他们接触时，大多数父母会做出积极的回应。他们可能也希望在孩子的治疗中更多地参与，只是和许多临床医生和心理治疗师一样，认为青少年可以从与"其他人"的交谈中受益和被治愈。当孩子出现心理问题时，父母也可能会感到无助和无能，不确定如何在情绪上支持他们的孩子。在带孩子去见专业治疗师的过程中，父母自身缺乏的信心可能会被间接强化。作为主要与儿童一起工作的治疗师，与他们的父母一起工作也并不总是容易的。我们对与父母合作的经验和自信心的缺乏，可能会导致不愿意与他们接触，即使我们知道亲子沟通可能会使孩子受益。

邀请父母参与治疗过程可以
减少孩子的风险和负担

　　作为与儿童工作的治疗师，我们有时会帮助他们接受父母的
局限性并学会适应。从情绪聚焦家庭治疗的框架来看，这应该是
最后的选择。当我们决定邀请父母参与治疗时，我们假设接受父
母的局限性并寻找其他应对方式可能是有适应性的，就像对成年
来访者一样，但对于一个有父母可以参与治疗的孩子来说，这并
不是最好也不是唯一的选择。如果一个孩子一再感到被父母拒绝，
并通过与父母进行空椅对话来表达自己的愤怒时，他们可能会对
想象中的父母说："我值得被爱，你应该爱我。"在与成年人的
EFT 中，解决这个任务的方法可能是接受父母的局限性，在空椅
子对话中表达赋予自我力量的愤怒，或是自我安抚和哀悼未被满
足的需求。对于成年人来说，解决办法是放下这个愿望，并在自
己内心中找到所需的爱，而不是寻求来自原生养育者的爱。根据
我们的经验，许多孩子不想"放弃"对于父母总有一天能满足他
们需求的期待。即使他们离开治疗室后可以感觉好些，代替父母
给自己提供了适当的安抚、安慰或其他适应性回应，但这个过程
只改变了二元关系中的一部分。实际上，治疗可能会改变孩子对
父母的内部表征，但真实的亲子关系仍然每天在孩子的生活中重
新创造这种表征。孩子理想化的想象父母与现实父母之间的差异
本身可能成为一个重要的痛苦和困扰来源。通过邀请父母／养育

者参与治疗，我们可以降低这种差异。

当我们考虑到孩子甚至青年人对父母在情感、身体和经济支持方面的依赖性时，我们还需要考虑到父母对于正在接受治疗的孩子的体会。例如，如果治疗过程似乎让孩子更加情绪化，父母可能会对孩子感到更不满意，并减少对他们的支持。在 EFT 的任务试图引发强烈痛苦的情绪时，孩子在治疗之外表达出这些感受可能会让父母认为孩子"变得更糟"或"表现不好"。因此，在没有机会处理这些反应的情况下，父母可能会减少对孩子的支持，甚至可能会让他们结束治疗。

将父母纳入治疗的另一个好处是减少了孩子和父母在情感处理方面的差异。如果父母自己没有得到情感支持，那么孩子通过治疗获得的更强的情感觉察能力可能会对亲子关系产生负面影响。例如，如果孩子对父母表达正当的愤怒，但父母不参与治疗过程，那么孩子就会面临两个痛苦的选择：

- 向毫无心理准备的父母表达正当的愤怒，并得到不同频的回应；
- 不表达愤怒，进一步回避情绪，亲子关系角色逆转，孩子会更担心该如何保护父母的情绪而不是自己的情绪。

当父母参与情绪聚焦治疗过程时，他们可以更好地准备好处理自己和孩子的情绪。这是因为在与孩子进行情绪工作时还存在另一个重要的风险：他们很难维持治疗过程的私密性。也许可以理解，鉴于他们与主要依恋对象的关系的重要性，孩子们经常控制不住自己想将治疗中获得的新体验和理解分享给养育者的冲动。例如，孩子回到家中，可能会在一次争论中宣告："一直以来都是你的错！我不是问题所在，都是因为你糟糕的养育方式。我通过咨询才明白这件事。"如果养育者在得不到任何支持的情况下去处理孩子新形成的去病理化能力，就可能因为被指责而感到极度羞耻，并表现出愤怒和防御。这会让孩子感觉比之前更糟，因为那些通过治疗得以释放的强烈情绪，在现实中却无法被认可或得到支持。

情绪聚焦疗法 vs 基于依恋的家庭治疗

基于依恋的家庭治疗是一种成熟的治疗干预方法，涉及单独的和联合的亲子会谈，因此考虑 ABFT 和 EFT 家庭治疗之间的相似和不同之处是很有帮助的。在 ABFT 中，最初的会谈用于确定家庭内的依恋模式和负性互动循环（Diamond, Reis, Diamond, Siqueland, & Isaacs, 2002）。随后，识别不同的家庭子系统并邀请家庭成员参加个体会谈——每个人都有机会谈论他们认为自己在家庭中扮演的角色。被确定为患者或来访者的孩子会单独接受治疗，也可能会有两人和三人会谈以及家庭会谈。通常在两人会谈中会密切关注依恋关系，而个别会谈则会加强来访者和治疗师之间的关系，使来访者能够坦率地谈论在家庭成员面前可能难以讨论的话题。治疗将以家庭会谈的形式进入尾声，讨论针对目标的进展状况，并确保所有改变都能被整合进整个家庭系统中。ABFT 的主要目标是帮助孩子和父母识别、讨论和处理过去和现在的家庭创伤和冲突，这些创伤和冲突影响了他们的依恋关系，并破坏了彼此之间的信任。

EFT 和 ABFT 的区别在于它们在促进积极情绪加工方面采用了不同的核心技术。为了促进积极的情绪加工，EFT 治疗师会使用各种干预手段，包括同理性回应、聚焦和基于格式塔的技术（如双椅对话技术和空椅对话技术）。在 ABFT 中，积极情绪加工并不是一个独立的目标，而是为了让孩子在联合治疗会谈中直接向父母表达以前未表达的原发适应性情绪和未满足的依恋需求（Diamond, Reis, Diamond, Siqueland, & Isaacs, 2002; Israel & Diamond, 2013; Wagner, Diamond, Levy, Russon, & Litster, 2016）。ABFT 利用矫正性人际情感体验，强调修复父母与孩子之间的依恋关系，而 EFT 则同时利用了内在情绪向另一种情绪的转变，以及治疗师与个体之间、不同个体之间的矫正性人际情感体验。

我们团队中的许多临床医生发现，ABFT 和 EFT 在一起使用能够产生很好的作用，可以促进原发情绪加工并解决亲子之间的依恋焦虑。EFFT 将关注点同时集中于亲子关系以及父母的情绪加工上，进一步助力孩子的情绪加工，不过孩子的情绪加工可能发生在亲子关系背景下，而不一定发生在治疗师和孩子的临床会谈中。事实上，许多 EFFT 治疗师不直接与孩子一起工作，而是仅限于开展与父母的会谈或工作坊。EFFT 强调父母要对子女的情感需求承担"根本的责任"，这和 ABFT 有些不同，后者要求父母和孩子都参与进来并努力改善他们之间的沟通。因此，我们可以认为在儿童或青少年拒绝接受治疗的情况下，或者在父母需要处理自己的情感"盲点"或障碍以推动治疗过程向前发展时，EFFT 会非常有帮助。

EFT 儿童青少年系列案例：我们从中的收获

在我们针对 9 ~ 17 岁儿童青少年的系列案例治疗中，近 80% 的儿童青少年能够通过 EFT "椅子工作"进行情绪的体验、识别、澄清和表达。在没有父母积极参与会谈的情况下，儿童青少年常常使用"椅子工作"来想象来自他们主要养育者的支持。然而，这种"自我安抚"的"椅子工作"（儿童青少年扮演自己的养育者，并以情感协调的方式自我回应）对大多数孩子来说并不像成年来访者在成功的 EFT 个体咨询中感受到的那么有效。成年来访者通常会经历哀悼，但又能够接受父母的局限，而儿童青少年来访者似乎无法以这种方式停止对父母支持的渴求。一些儿童青少年表达希望父母能够以同频的方式回应他们识别出的情感和需求。许多其他儿童青少年则表达了对于父母永远无法以他们需要的方式回应的愤怒。

值得注意的是，大多数儿童青少年并没有明确要求父母参与他们的治疗。即使意识到亲子关系是他们痛苦的根源，或者希望得到父母不同的回应，许多儿童青少年仍坚决拒绝让父母参与治疗过程。与此同时，他们继续抱怨他们的父母不能或不愿满足他们的需求，导致治疗陷入僵局。他们的痛苦并没有转化为哀悼，并且随着时间的推移，似乎也没有软化而变得更加容易被接受。这其实是一种对正在持续的伤害和当前需求的强烈抱怨，明显可以看出，尽管儿童青少年对此表示担忧，但将父母纳入治疗仍然可能是更好的选择。

EFT 干预儿童青少年和养育者项目

如果青年人与父母开展实际对话以改善与父母的依恋关系是重要的（正如戴蒙德及其同事在 2016 年发现的，也与我们的案例研究所表明的一样），那我们可以推测，对于儿童和青少年来说，开展亲子会谈将更加重要。换句话说，通过想象与父母的对话（使用"椅子工作"），尽管有助于澄清感受，但对于儿童青少年来说这可能不足以解决依恋回避并改善实际的亲子关系。在我们的家庭咨询中，我们想将 ABFT 中的亲子对话的精华与 EFT 中更丰富的情绪处理结合起来。

帮助孩子做好父母参与会谈的准备

为了尽量让孩子为双人或家庭会谈做好准备，第一步是帮助他们感到安全并愿意让治疗师邀请父母参与其中。如果孩子之前并没有明确要求过只接受个人治疗，任何家长不得参与，那么邀请家庭会谈就会更容易实现。否则，就需要和孩子展开一次关于保密性和治疗过程的对话，说明治疗师邀请父母参与的原因，以及这一过程将如何保护孩子免受不舒服或情绪激活的经历——这些经历可能导致父母和孩子之间爆发更大的冲突。治疗师可以建议先进行分开的会谈，逐渐过渡到持续时间较短的联合会谈。需要仔细协商保密性，这样才能让孩子确信只有他们准备好分享的事情才会被分享，并且治疗师将支持他们向父母表达自己的感受。

在安排好联合会谈之后，可以与孩子探讨当他们表达自己所遭受的伤害或未被满足的需求时，父母可能会有哪些反应，从而提前做好准备。无论是否引入了 EFT 的"椅子工作"技术，都可以鼓励孩子使用"椅子工作"技术来练习他们想对父母说的话，然后想象父母以"你最希望他们做出的回应""你最害怕他们可能的回应"以及"你认为最有可能的回应"这三种方式回应。然后，可以支持孩子处理自己对每种情况的情绪反应，以及如果亲子会谈中出现这种情况，他们希望怎么处理。

这个过程可以帮助临床医生和治疗师确定如何最好地支持父母和孩子、什么时候可以介入、可以分享什么内容，以及孩子是否希望在联合会谈结束后有一些个人的谈话时间。在一些情况下，通过这个准备过程，孩子可能决定他们会在家里与父母进行对话，而不是等待联合会谈。尽管我们可以指出联合会谈更能支持到孩子，并更可控，但如果孩子想在属于他们自己的环境中与父母交谈，作为临床医生和治疗师，我们可以尽一切可能为父母做好准备，哪怕是在电话上先和父母聊一聊。与父母会谈的目标是关注父母在和孩子沟通时可能产生的继发情绪或者核心非适应性的情绪，来帮助他们在这些时刻同频地回应孩子的需要。

帮助养育者做好参与会谈的准备

让父母参与进来的首要挑战是与他们取得联系并安排一次父母会谈，尤其是在他们如果没有预料到自己会成为治疗过程的核心部分的时候。对于一些父母来说，可能需要多次电话或电子邮件沟通，表达临床医生和治疗师的同理和理解，友善但坚定地强调父母在这个过程中的重要性。也有些父母渴望参与到治疗过程来帮助孩子，但这并不意味着他们已然对处理孩子强烈的负面情绪做好了万全准备，其中一些在与孩子的会谈中产生的情绪，对于父母来说可能是全新的。第 5 章将详细介绍如何处理父母情绪上的障碍，以支持孩子的治疗，率先识别和清理这些障碍有助于接下来的亲子会谈顺利开展。此外，以下提示可能会有所帮助。

- 首先倾听他们的故事。父母需要有机会告诉我们他们自身的困难，分享痛苦是建立良好关系的基础，尤其是对于有创伤经历的父母。试图跳过这一步直接关注孩子的需求，将无法尊重父母自己的情感和需求，也不符合 EFT 的工作态度。我们会告诉父母要"先给自己戴上氧气面罩，然后再帮助你的孩子"。作为临床医生和治疗师，我们需要先关注父母，暂时搁置帮助孩子的议程。

- 认同父母的故事。无论父母的感受看起来多么不公平、挑剔评判或以自我为中心，我们不能试图"反驳"他们的经历，认同他们的感受是一个平行的过程，这也将帮助父母准备好去认同孩子的故事，无论它看起来多么不合理。

- 为父母提供直接、具体的指导和技能培训，帮助他们准备好专注地倾听孩子，能够容忍负面情绪，以一种与孩子相契合的方式回应，并通过非言语传达与他们言语所表达的相同信息，如"我明白你为什么受伤了，我对此承担全部责任"[①]。

- 帮助父母准备好面对孩子可能表现出的不同反应方式，如沉默、爆发、否认等，并让他们实际练习如何回应孩子。

- 在会谈中为父母提供反复练习和实践的机会，并布置一些简短的"家庭作业"。这些家庭作业可能包括列出可能隐藏在孩子悲伤或愤怒之下的事情，或写下一份向孩子道歉的信，为孩子不得不回避的感受表示歉意，比如孩子在父母和平离

---

① 强调父母承担全部责任是 EFFT 的核心特点，在后续章节中会进行详细的解释。

婚后的悲伤，或者因为兄弟姐妹在家中太闹腾，父母无法承
担任何进一步的要求，孩子自己只能表现出"乖孩子"的
形象。

* 帮助父母做好心理准备，告知他们在家庭会谈中，刚开始可
能会感觉治疗师站在"孩子的一边"，如果他们没有做好准
备，可能会感到困惑或被背叛。向他们保证，你们的最终目
标是改善亲子关系，而这将从倾听孩子的"立场"开始，这
样父母就能够提供他们练习过的对孩子的情感支持或辅导。

当父母准备好并得到支持时，家庭会谈可以为父母和孩子提供
一个矫正性情感体验的极佳机会。相信父母有能力满足孩子的情感
需求是临床医生和治疗师的责任，直到父母的信心增加，并开始亲
身体验到在应对孩子的各种需求方面的胜任力和技巧。

亲子或家庭会谈

当父母和孩子都参加治疗会谈时，治疗师仍然可以考虑选择将
会谈的各个"部分"分开，与父母会面几分钟以建立联系和做好准
备，并与孩子交流核对他们的感受，如果需要的话提供支持和安
慰。EFFT 模型的灵活性允许会谈可以是任何形式的组合，这在实
际上便于根据有时繁忙或冲突的日程安排治疗会谈，同时在临床上
也便于在会谈中看到双亲、单亲、父母和孩子以及整个家庭。这

些分开的小型干预措施还提供了更加适度的"剂量"。花几分钟时间让孩子在父母面前表达脆弱是有帮助的，但在 45 分钟的讨论中持续暴露自己的脆弱可能是不可忍受甚至是与目的相悖的。对于每对面谈对象，治疗师需要时刻监测房间里的氛围和每个人的情绪状态，根据需要进行干预，并在必要时结束双人部分，转为更为合理的个别处理。

通常情况下，当父母无法为孩子提供矫正性情感体验，或者他们难以处理自己的情绪时，需要进行分开处理。一般来说后者是导致前者的原因，但有些父母能够"克服"自己的困难，专注于孩子当前的需求，这可能需要在之后与治疗师进行处理。

案例分析：莉莎

莉莎是一名 16 岁的女孩，因被诊断患有边缘型人格障碍（borderline personality disorder, BPD）以及出现视觉幻觉的"早期精神疾病风险"而接受治疗。莉莎每天都经历着强烈的焦虑、惊恐发作、强烈的愤怒情绪（只在家里表达）、学校表现焦虑、社交焦虑以及社交生活的不稳定，她还在性别认同、性取向和存在性抑郁等问题上挣扎，质疑生活的意义和现实的可靠性。

由于莉莎已经尝试了近两年边缘型人格障碍的首选治疗方法——辩证行为疗法（dialectical behavior therapy, DBT），也接受了药物干预治疗，包括抗抑郁药、抗焦虑药和助眠药物，因此她可以进入到第二阶段的治疗，尝试和家庭用情绪聚焦疗法工作。根据波斯（Pos）和格林伯格（2012）提出的方法，初始的两个阶段涉及双椅干预技术，目的是帮助边缘型人格障碍患者体验和调节情绪。莉莎和她的家人参与了以下四个阶段的治疗。

第一阶段：稳定化（父母和孩子分开的会谈）

与父母进行了四次独立于莉莎的会谈，每名家长还单独进行了四次会谈。父母会谈以 EFFT 为基础，重点是认可他们作为养育者的负担，弱化对父母的指责，为莉莎去病理化，并激励父母尽一切可能修复家庭关系，支持莉莎的情绪处理并减轻她的症状。莉莎的父亲最初很难相信女儿的病情会有所改善，并对她的状况感到非常自责。在个体的父母会谈中，重点关注了她的感受，采用了 EFFT 识别阻断技术和 EFT 的未竟事宜双椅干预技术。

起初，莉莎在治疗过程中非常难去谈论人际关系或感受。她喜欢画画，相较之下很难用言语表达，会长时间地中断讨论、分心或脱离对话。如果采用关注情绪的技术，她的情绪会被高度激活，莉莎会迅速从强烈的愤怒转变为强烈的悲伤，并在情感上"封闭"自我，在剩余的时间里一言不发。通过结合个体辩证行为疗法的应对策略，逐步使用情绪聚焦疗法，莉莎的情绪和行为在八次会谈后开始稳定下来。她在家庭和社区中仍然表现出高度不稳定，但她能够在治疗过程中更多地意识到并且更开放和清晰地处理自己的体验。

在这一阶段结束时，莉莎开始更愿意去理解自己的情绪，并无论是在体验上还是行为上，都能够从伴随着她感受的自动而强烈的反应中挣脱出来。

第二阶段：接触核心非适应性的情绪

通过在临床中逐步使用持续几分钟的 EFT，莉莎能够更直接地与情感进行工作，接触到核心的恐惧和悲伤感。她同意用语言表达而不只是画画，她对问题和反思更有回应（尽管她仍然需要更多时间来回应，并担心自己找不到合适的词语），也开始接受自我批评分裂的双椅干预技术，然后是未竟事宜的干预。治疗中会密切关注她的激活状态，并使用抑制策略（如暂停、幽默、呼吸、轻松的对话）来防止莉莎被超出她能力控制范围的过度情感激活所淹没。通过这个干预，莉莎能够回忆起在听到父母争吵时她曾经感受到的强烈恐惧；她回忆起当父亲回家时，她会感到恐惧；当父母争吵时，她躲在卧室的壁橱里，用毯子蒙住头。对莉莎来说，这些争吵是非常激烈的，她的父亲会对母亲进行心理虐待，而她的母亲几近崩溃。在未竟事宜的椅子干预中，莉莎对年幼的自己感到同情，她意识到自己当时有多么害怕、多么担心她的母亲，她所发展出的愤怒和焦虑是一种应对机制，以防止恐惧和悲伤的出现。

第三阶段：亲子会谈（分开和联合的方式）

在联合会谈中，莉莎只参与了大约 10 ～ 15 分钟，"听"了来自父母的道歉和他们做出的支持她的承诺。莉莎的母亲为曾经将如此重大的负担放在她年幼的女儿身上表示道歉，莉莎小的时候是"高敏感者"（superfeeler），她能看出母亲很伤心，那时候一直在哭泣，完全被困住的感觉。莉莎的父亲为他的脾气给她带来的恐惧道歉，也为莉莎很难表达这些感受而道歉，因为她觉得那会让父亲更生气；相反，她自己也变得愤怒起来——正如她父亲所说的"你无法击败我，所以你加入了我，因为那是最安全的事情"。他承诺改变这些模式，不再让女儿陷入冲突和纷争，因为这对她来说太痛苦了，他会努力创造安全的家庭氛围。父母还放弃了让莉莎成为会计师或律师的梦想，并告诉她，她可以学习任何她想学的东西，或者不学习也可以，她的健康和幸福比任何事情都重要。

在接下来的会谈中，莉莎表达了她听到父母承认这些时感受到的自由：

> 就像是他们明白了。我们都知道我们不能真正回到过去，去改变任何事情，但是我的父母理解了我，并告诉我，我不必觉得自己的这些感受是疯狂或邪恶的，这让我如释重负。我真的感觉轻松了。我不再需要背负那种痛苦。而且，他们还允许我做自己。作为一个孩子还能期待什么呢？听着，他们不完

美，没有人是完美的，他们仍然有他们的困难时刻……但是他们遵守了他们对我的承诺。我可以看到他们在保护我远离过去那些不好的状态，每一天我都有那种感觉……像是心灵的平静或安宁……这让我变得更强大。现在我可以关注自己了，也许有一天我能够应对别人的大声喊叫，我会变得足够坚强……我不知道。但至少我不再崩溃了。我正在做一些事情。我有我的艺术道路要走。这一切都是因为我的父母认可了我。我所需要的一切就是认可。

第四阶段：巩固

在完成前三个阶段的治疗后，莉莎的症状已经减轻，医生决定停止使用抗精神病药物和安眠药。莉莎随后将抗抑郁药物的剂量降至最低剂量，并坚持了六个月，直至某个夏季尝试完全停药。她的幻觉、惊恐发作和剧烈的情绪爆发不再出现，不再需要急诊或住院治疗。她仍然感到中等程度的焦虑，但她能够处理这些情绪并获得父母的支持，在这一年的剩余时间里她每个月进行一次心理治疗。自莉莎开始治疗的一整年后，除了经历恋爱分手时需要进行额外援助，她不再需要定期咨询。在撰写本文的时候，莉莎已经是一名就读于美术专科学校的大三学生，并有一份稳定的儿童艺术教育兼职工作。

多面儿童和家庭治疗：伞形方法

为了给具有复杂需求的儿童青少年的心理健康带来有意义的改变，有时需要采取一种"伞形"方法进行干预，这也是最有效的方式。在这个保护伞下，只要有助于治疗目标的实现，一切皆有可能发生。如果父母存在分歧或在康复任务上面临困难，就需要进行有关共同抚养的会谈；如果其中一个父母难以参与到孩子的治疗和康复任务中，可以在孩子或家庭治疗的同时开展个别的父母会谈。这些父母会谈并不会取代长期的创伤治疗，事实上，父母在伞形方法下的工作仅限于在所需范围内成功地促进孩子的治疗过程。治疗仍然侧重于孩子的心理健康，临床医生需要向父母明确这一点。许多父母不会主动寻求个人治疗，但他们愿意为任何阻碍孩子康复的事情付出努力。当然，如果父母在父母会谈中获得成功体验，这有时可以为父母开始传统的成人个体治疗拉开序幕。对于参与孩子治疗的临床医生来说，重要的是要制订一个治疗支持计划，并在父母需要时及时转诊，以提供面向成人的创伤服务。

父母个体会谈

与莉莎的父母分别会面有助于澄清每个家庭成员的需求，并处理在夫妻关系中引发的情绪。莉莎的母亲分享了她一生中作为"被动受害者"的经历。她对丈夫的暴怒脾气对家庭造成的影响感到愤怒，她也为自己允许这种情况发生感到内疚。她还经历了持续的焦虑和恐慌，这干扰了她的育儿和作为教师的职业生活。她参与了自我批评分裂的双椅对话技术，增强了自信心，通过表达坚定的愤怒和自我同情减轻了焦虑，并意识到自己在人际关系中需要更加主动和减少反应性行为。

　　莉莎的父亲承受着强烈的自责，他分享了家庭内部的创伤经历，包括父母和哥哥对他的身体虐待，以及酗酒的父亲对他进行的心理虐待。他还是家里七个孩子中最小的一个，在极度贫困中长大。为了满足自己的基本需求，他必须与兄弟姐妹争斗，包括为了能吃上饭而打架。作为年纪最小、身体最弱的孩子，他经常因为各种事情被指责，但出于对父亲或兄长言行的恐惧，他无法为自己辩护。他在孩提时感受到的羞耻感是压倒性的，他曾向自己发誓再也不让任何人贬低或轻视他。这种自我保护并且不信任他人的需要给他的婚姻带来了巨大的负担，他频繁的暴怒和糟糕的脾气让家庭生活变得很紧张。莉莎的父亲最初不愿意参与咨询，并对自己的家庭甚至需要寻求帮助感到羞耻，因此第一步就是使用 EFFT 处理家长阻断的"椅子工作"技术来满足他内心帮助女儿的愿望，这超过了其他任何需求或目标。在他下定决心参与治疗过程后，无论有多困难或令人羞愧，他都能够参与 EFT 双椅未竟事宜任务，以处理他与父母早期关系相关的情绪。

协作养育会谈

毫无疑问，孩子会从父母的积极形象中受益，一个团结一致的共同抚养团队比相互对抗的父母更能有效地推进治疗。除了单独与父母见面外，协作养育会谈还可以让父母提供自己的意见和策略，从而制订治疗计划。这些会谈还为处理父母的关系或他们与治疗计划相关的负面情绪提供了一个安全的场所。麦克黑尔协同教养量表（McHale Co-Parenting Scale）作为一种实用的临床工具，可以用于评估协作养育的动态变化并让父母有所意识（McHale, 1997）。这个量表包含一系列问题，涉及父母如何在孩子面前谈论彼此、对待彼此以及如何回应彼此的育儿方式。无论父母是住在同一屋檐下、分居还是处于高度冲突的分离状态，协作养育都是 EFFT 的一个重要组成部分。从情绪聚焦的角度来看，协作养育的核心目标是：

- 识别并处理在父母关系中触发并干扰孩子治疗和康复目标的继发情绪，及其潜在的核心非适应性情绪；
- 支持每个父母"支持和鼓励对方"，在必要时提供宽恕，为孩子提供最好的自我反思和养育者的反思，让他们在修复和康复的旅程中获得最佳的支持。

协作养育的概念对于理解和实践 EFFT 至关重要。除了展示出养育者需要一起努力、提供一致性并为孩子的治疗目标服务的智慧外，父母关系中的相互尊重也很重要。无论父母是分开或者在一起，这个真理都是成立的。如果父母一方诋毁另一方，即使是以微妙的方式，孩子接收到的信息也会是，他们自己的一部分是不值得被爱的。为了说明这一点，我们可以要求父母在给孩子传递关于另一方养育者的任何负面信息（无论言语或非言语形式）的后面，在心里补充一句"你身上也流着一半他的血液"。例如，让父母想象他们的孩子坐在空椅子上，然后对孩子说："你的妈妈是个骗子，而你身上也流着一半她的血液"。这是一个强有力的练习，足以说明孩子可能接收到的信息，并引发父母想要保护孩子免受关于另一方父母负面信息的愿望。我们需要承认，我们要求一个父母在他们生命中最艰难的时期之一，或者在彼此之间的争斗中互相"赞美对方"，这确实是非常困难的。互相原谅和支持当然是有代价的，然而从长远来看，他们之间的争吵会付出更高的代价，并可能危及孩子的健康和幸福。

在和父母的会谈中，通过明确的指导、叙事和空椅工作，对一位父母给予高度评价，并在他们陷入"糟糕的育儿"时刻提供帮助是有好处的。鼓励父母去拥抱和祝福彼此无法改变的内在差异，并在孩子面前互相赞扬。当紧张和冲突越大时，进行协作养育的会谈就会更重要。

EFFT 作为保护伞疗法

当儿童和家庭的问题集中在关系和情绪处理上时，我们可以将 EFFT 作为主要的治疗方法。然而,有时儿童和家庭在治疗中可能呈现出根深蒂固的不良应对策略或临床症状,这就需要采用其他干预措施,比如针对强迫症的暴露和反应预防、针对创伤的认知行为疗法,或者针对进食障碍的家庭治疗。即使在诸如医院中的认知行为诊疗这样已有既定干预计划的背景下,也可以将 EFFT 纳入现有的干预措施中。例如,EFFT 可以用于增加家庭对治疗的依从性,改善亲子以及家长协作养育的关系,并处理实施治疗建议过程中的任何障碍。通过以提升养育者自我效能为目标,EFFT 可以作为一种与家庭合作的综合性方法,赋予养育者力量并且支持他们,直到他们对自己支持孩子完全康复的能力充满信心。在养育者自我效能和情绪处理的"保护伞"下,许多其他减轻症状或以应对为基础的方法也可以被纳入治疗计划的细节中。EFFT 内容本身在治疗中可能起到或大或小的作用,但这一方法在总体上具有间接影响,可以确保父母有能力实施适宜的治疗策略。

临床医生尽其所能,直到家庭互动恢复正常化,父母开始承担起指导孩子处理困难情绪、预防和中断症状或负面行为,以及促进孩子回到符合其年龄和能力的发展轨迹的任务。从这个角度来看,任何干预措施都可以得到 EFFT 方法的支持,从而帮助父母参与、赋能和全副武装 ①(如图 2–1 所示)。

---

① 该模型基于阿曼达·戴森(Amanda Dyson)2017 年 6 月在多伦多的个人交流中开发的类似模型。

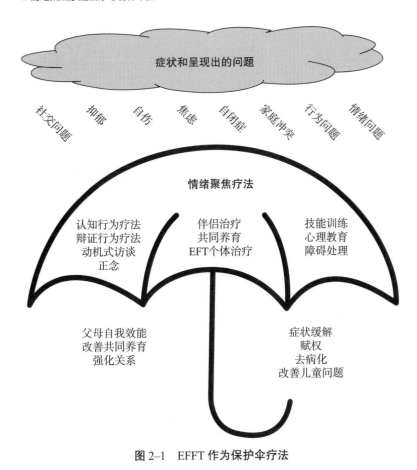

图 2-1 EFFT 作为保护伞疗法

总结

在与儿童青少年进行的初始个体 EFT 会谈中，许多儿童及青少年能够通过椅子干预迅速接触和表达核心非适应性的情绪。他们还表达了对父母或养育者的负面情绪，但这些情绪与成人 EFT 不同，不容易被接受、哀悼和修通。在某些情况下，孩子接触和表达负面情绪，反而加剧了亲子间的关系紧张，或者导致孩子持久的愤怒或悲伤。例如，孩子们经常表达在"椅子工作"中确认的核心情绪体验，由于无法从现实生活中的父母或养育者那里得到支持，因此感到持续的悲伤或沮丧。另一些孩子会在每次发现未满足的需求或负面情绪时表现出不屑一顾或自我中断。

儿童及青少年个体的治疗结构无法帮助他们在亲子关系里分享、处理感受和需求。当亲子关系中父母在某些方面无法满足孩子需求时，治疗师就面临一个十字路口的抉择：要成为"替代"依恋对象，利用咨访关系来认可儿童青少年的感受；还是根据需要与每个家庭成员或所有成员合作，来改善实际的亲子依恋关系，使养育者能够回应孩子的需求。

参考文献

Diamond, G. M., Shahar, B., Sabo, D., & Tsvieli, N. (2016). Attachment-based family therapy and Emotion-Focused Therapy for unresolved anger: The role of productive emotional processing. *Psychotherapy*, *53*(1), 34–44. doi:10.1037/pst0000025

Diamond, G. S., Reis, B. F., Diamond, G. M., Siqueland, L., & Isaacs, L. (2002). Attachment-based family therapy for depressed adolescents: A treatment development study. *Journal of the American Academy of Child & Adolescent Psychiatry*, *41*(10), 1190–1196. doi:10.1097/00004583-200210000-00008

Dolhanty, J., & Greenberg, L. S. (2009). Emotion-Focused Therapy in a case of anorexia nervosa. *Clinical Psychology & Psychotherapy*, *16*(4), 366–382. doi:10.1002/cpp.624

Israel, P., & Diamond, G. S. (2013). Feasibility of attachment based family therapy for depressed clinic-referred Norwegian adolescents. *Clinical Child Psychology and Psychiatry*, *18*(3), 334–350. doi:10.1177/1359104512455811

Johnson, S. M. (2013). Exhilarating couple therapy: Singing to my soul—holding steady to my science—filling up my heart. In M. F. Hoyt (Ed.), *Therapist stories of inspiration, passion, and renewal:What's love got to do with it?* (pp. 146–157). New York, NY: Routledge/Taylor & Francis Group.

Johnson, S. M., Maddeaux, C., & Blouin, J. (1998). Emotionally focused family therapy for bulimia: Changing attachment patterns. *Psychotherapy: Theory, Research, Practice, Training*, *35*(2), 238–247. doi:10.1037/h0087728

Johnson, S. M., & Wittenborn, A. K. (2012). New research findings on emotionally focused therapy: Introduction to special section. *Journal of Marital and Family Therapy*, *38*, 18–22.

McHale, J. P. (1997). Overt and covert coparenting processes in the family. *Family Process*, *36*(2), 183–201. doi:10.1111/j.1545-5300.1997.00183.x

Pos, A. E., & Greenberg, L. S. (2012). Organizing awareness and increasing emotion regulation: Revising chair work in Emotion-Focused Therapy for borderline personality disorder. *Journal of Personality Disorders*, *26*(1), 84–107.

Robinson, A., Dolhanty, J., & Greenberg, L. (2013). Emotion-Focused Family Therapy for eating disorders in children and adolescents. *Clinical Psychology & Psychotherapy*, *22*(1), 75–82.

Wagner, I., Diamond, G. S., Levy, S., Russon, J., & Litster, R. (2016). Attachment-based family therapy as an adjunct to family-based treatment for adolescent anorexia nervosa. *Australian and New Zealand Journal of Family Therapy*, *37*(2), 207–227. doi:10.1002/ anzf.1152

第 3 章

情绪聚焦家庭治疗
的发展和核心内容

米丽丝·福鲁格

乔安妮·多尔汉蒂

普利扬贾丽·米塔尔

阿黛尔·拉弗朗斯

Emotion
Focused Family
Therapy with
Children
and Caregivers
A Trauma-Informed
Approach

情绪聚焦家庭治疗的发展

EFFT 最初是治疗青少年进食障碍的一个辅助方法，其哲学理念、独创性与工作重点都旨在帮助养育者建立效能感，让他们可以尽快为孩子的健康与安全提供支持（Lafrance, Dolhanty, Stillar, Henderson, & Mayman, 2014）。最近的研究结果表明，给父母和养育者提供支持有助于治疗儿童的各种临床心理健康问题，而让家长参与孩子治疗过程的紧迫性和对情绪处理的关注是从进食障碍的治疗中得到的经验教训。在本章中，EFFT 的联合创始人将分享这个创新模型最初应用于青少年进食障碍中的故事。

拉弗朗斯和多尔汉蒂为了治疗进食障碍这个死亡率极高的精神障碍，从多个来源汲取灵感，包括戈特曼（Gottman, 1999）以及诺伊费尔德（Neufeld）和马特（Maté, 2004）的工作。EFFT 的发展历程涵盖很多方面，包括对多种治疗模式的临床理论、实践和研究，如行为疗法、动机式访谈（Miller & Rollnick, 1991）、莫兹利家庭治疗（Lock & le Grange, 2005）、新莫兹利动物模型（Treasure, Smith, & Crane, 2007）和情绪聚焦疗法（Greenberg, 2004）。尽管

EFT 是用于改善青少年进食障碍患者治疗效果的最后一种疗法，但共同创始人一致认为"情绪处理"是这些方法中最重要的部分。用情绪改变情绪的机制是 EFFT 工作的核心（Dolhanty & Greenberg, 2009），它可以应用于促进临床心理工作者、养育者和儿童的情绪处理。

在情绪工作成为 EFFT 的一部分之前，两位创始人在医院中与进食障碍患者工作。多尔汉蒂医生在多伦多综合医院与成年患者工作，而拉弗朗斯医生在多伦多北部的南湖区域健康中心与儿童和青少年工作。与此同时，临床结果研究也显示，当时进食障碍治疗项目以认知行为疗法为重点，但对厌食症（anorexia nervosa, AN）患者的治疗效果非常差，随机对照实验发现 CBT 与其他心理疗法相比没有任何更好的帮助，这使临床医生面对这一类患者时束手无策（Bulik, Berkman, Brownley, Sedway, & Lohr, 2007）。这些患者通常无法参与治疗计划，因为他们的认知功能本身就因进食障碍的继发影响而受损。此外，许多患者的自我批评是如此严重，以至于似乎无法与他们自身极其强大、自我毁灭性的负面思维相抗衡。同时，他们似乎没有"动力"去改变这些想法，他们想要维持疾病和 / 或相信自己不值得好转。再多的认知疗法都无法打破大多数这类年轻女性的困境，而且这种疾病会发展、复发并变为慢性问题（Bodell & Keel, 2010）。

多尔汉蒂医生不满足于仅仅使用认知行为疗法的效果

（Dolhanty, 2017），他开始采用动机式访谈的元素来增强认知行为疗法治疗中的动机，康复率有所提高，他们开始看到希望的曙光。随后，他们加入了个体情绪聚焦疗法的元素，以增强对强烈情绪的掌控。到了 21 世纪初，在多伦多的医院护理中，父母在孩子的治疗中参与得越来越多，但他们的参与仍然是次要的。为了促进父母的参与并进行赋权，面向亲子关系的情绪聚焦治疗被加入进来。

与此同时，拉弗朗斯医生在家长参与的家庭治疗中看到了青少年们的曙光，家长们学会如何在家庭环境中对孩子再养育，并被告知，作为父母他们需要成为孩子在心理和身体健康方面改变的推动者。然而，并不是所有的父母都能够积极响应这一号召。许多家长也会变得封闭、退缩，同意承担任务但随后未能兑现，对于自己帮助孩子康复的能力始终表示自我怀疑等。这些父母反复表达了"专家"是拯救孩子的关键所在，而他们作为父母，对孩子恢复健康无能为力。根据格林伯格博士的情绪聚焦疗法模型，首先出现的不是想法或信念（如"我的孩子需要的是专家来拯救她"），而是核心非适应性的情绪（可能是恐惧、羞耻、愤怒 / 怨恨或绝望 / 无助），这些情绪使得父母在帮助孩子康复中缺乏效能感。因此有必要在父母的情绪层面上进行工作，以改变他们的态度和信念，使他们充分参与治疗过程。

正如研究证据一再表明，如果只进行孩子的个体治疗，不同时进行家庭干预，会导致进食障碍的长期预后效果非常差（Lock &

Gowers, 2005）。两位联合创始人通过几点观察确信，父母需要在聚焦情绪的心理疾病治疗中扮演更明确的角色，从支持性角色转变为核心角色，从而在其所爱之人的情绪和行为康复中发挥作用。第一个观察是家庭的情绪"风格"会对个体的情绪风格产生显著影响。无论家庭中是否表达情绪、是直接还是间接表达、是混乱还是有序表达、情绪是被公开处理还是被回避，所有这些都与个体的情绪风格有关。儿童调节情绪体验和表达的能力，以及使用适应性或非适应性的调节方式和程度，都与家庭的情绪功能密切相关。

第二个观察是家庭成员中通常可能存在类似的情绪风格，在心理疾病和进食障碍性命攸关的治疗过程中，特别需要注意这一点。这一认识促使我们更加紧迫、明确和集中地持续鼓励养育者的参与。对于进食障碍患者的家庭来说，这并不难实现，因为无论个体的年龄多大，进食障碍家庭成员之间的联系已经非常紧密。成年子女通常居住在家里，即使他们没有，甚至已婚并有子女，他们通常也与"家"保持频繁的联系。养育者通常会安排预约、接送治疗，也会参与到受影响个体的症状、生活方式和人际关系之中。这种家庭与患病个体之间的持续亲密接触并不难理解，因为这些疾病本身就具有极大的生理、认知和社会影响。因此，不足为奇的是，受影响个体与他们的家庭高度接触，无论他们的年龄多大，家庭可能在促成疾病和改善疾病两方面都高度参与。

第三个观察结果来自引领 EFFT 发展的这项先驱性工作中。尽管养育者非常关注他们所爱之人的心理疾病，但他们的努力通常是无效的。正如施密特（Schmidt）和特雷热（Treasure）所指出的（2006），家庭往往在不知不觉中通过各种不利的态度和行为"助长"了疾病。为什么这些关切的、投入的父母实际上会阻碍孩子的治疗和康复呢？

可以理解的是，严重的心理疾病所带来的生命威胁会滋生恐惧、绝望，并使人丧失过去适当的育儿技能和信心。对于这些与精神疾病做斗争的家庭来说，应对孩子需求的信心和能力有时会被压倒性的恐惧和"我宁愿有一个病了的孩子，也不愿有一个死去的孩子"的理智化想法所取代。与此相关的是另一个观察结果：尽管父母对孩子的生活和心理疾病非常关心和投入，但他们自己和所爱的孩子还是会对他们可以参与实际治疗持高度怀疑的态度。孩子对让父母参与的想法持怀疑和抵制态度，父母也同样犹豫不决，双方坚称这样做事情会"变得糟糕"，父母会感到被指责或者自责。有一项研究证实了这一点，养育者的恐惧和自责会预测他们在帮助孩子康复方面产生较低的自我效能感，出现不利于康复的行为（Stillar et al., 2016）。换句话说，当父母感到被责备或出现其他强烈的负面情绪时，他们的育儿信心就会受到影响，结果更容易干扰而不是促进孩子的康复。

情绪聚焦家庭治疗的核心内容

如果家长的自责干扰了孩子的康复，EFFT 的创始人认为，增强家长的自我效能会改善治疗效果。EFFT 致力于消除养育者的自责和羞耻感，增强他们的信心，使他们能够有效地帮助孩子，EFFT 对养育者治愈的能力深信不疑（Lafrance, Robinson, Dolhanty, & Greenberg, 2013）。EFFT 是一个跨诊断和跨年龄段的模型，适用于任何心理疾病、任何年龄，其目标是以聚焦情绪的技术为基础，增强养育者的作用。EFFT 包括以下四个核心原则。

修复练习

赋权养育者承担起给孩子提供支持并帮助干预症状的任务。将养育者纳入治疗来支持疾病的行为康复并非新鲜事，但迄今为止主要是与儿童及青少年的基于家庭的治疗（Family Based Therapy, FBT: Lock & Le Grange, 2013），最近还发展出将 FBT 专门扩展至年轻成年人的治疗（Dimitropoulos et al., 2015）。尽管参与的性质和强度可能根据孩子的发展年龄而有所不同，但 EFFT 中的所有养育者都会接受辅导，以增加他们在孩子的行为康复中的参与度。例如，教授父母具体的支持策略，以及中断问题行为的工具，这就像他们是新来的精神病房的护士一样。养育者获得这些技能的具体方式包括通过讲座、讨论和视频接受心理教育，以及通过角色扮演进行体验性的辅导和学习。在角色扮演中，临床医生对家长的行为进行"雕塑"，引导父母选择适当的言辞、语调和身体语言。这种方法反映了 EFFT 的原则，即孩子受到父母所传递的情绪的影响，而不仅仅是他们所说的话。

情绪教导

为了给情绪教导打下基础，EFFT 临床医生将向养育者提供有关情绪的本质、情绪及其回避在孩子疾病发生和维持中的作用的信息。

情绪基础知识

情绪基础知识包括情绪的四个核心特征，即每种情绪都具有身体感知、标记、需求及相关联的行为。父母学习到对情绪的身体感知可以识别和标记情绪，就好比悲伤在身体上的感受与愤怒、恐惧和羞耻有着明显的不同。他们学习到满足情绪需求所需的行动。学习这些基础知识能够让父母更有效地管理自己的情绪，并指导他们所爱的人也学着这样做。这种转变的方式就是情绪教导。

情绪教导的步骤

养育者需要学习情绪教导的五个步骤。这些步骤来源于 EFT 中的情绪处理步骤（Greenberg, 2002, 2004），同时也受到戈特曼的情绪教导方法（1997）的影响。他的著作《养育之心：提升孩子的情商》(*The Heart of Parenting: Raising an Emotionally Intelligent Child*)
教导父母如何有效地帮助孩子更好地理解和应对情绪。EFFT 临床
医生将父母的学习视作一位心理治疗新生第一次学习主动倾听技
巧。EFFT 情绪教导的五个步骤分别是关注情绪、给情绪命名、认
可情绪体验、识别并满足情绪需求以及解决问题。

　　情绪教导的第一个步骤是关注情绪，即养育者首先要学习通过
简单地承认情绪的存在并表达对孩子情绪体验的关注。很多父母倾
向于忽视孩子的情绪表现，因为他们害怕这些情绪得到强化而加
剧。临床医生需要提醒父母，关注情绪不仅能建立联结，还是调节
情绪的第一步，它让情绪更容易得到管理。

　　情绪教导的第二个步骤是给情绪命名，为之前未命名和未特指
的情绪提供标签，并继续情绪调节的过程，从而增强处理情绪的
能力。

　　情趣教导的第三个步骤是认可情绪体验，这是最重要的一步，
但也是最难掌握的。在辅导过程中，关键在于父母的表达能够从
"但是"转变为"因为"。例如，"我理解你感到生气，但你知道我
别无选择"，可以转变成"我理解你感到生气，因为你不想和我一
起在车里吃午餐。我猜你也会感到尴尬，因为其他朋友的妈妈都不
会来学校"。

　　情绪教导的第四个步骤是识别并满足情绪需求。EFFT 的临床
医生指导父母用抚慰的方式回应孩子的悲伤，用认可和支持来回应

孩子的愤怒，并设立界限。在早期阶段，父母会以适应孩子发展水平的语言回应孩子的情绪需求。

情绪教导的在第五个步骤是解决问题，即在"解决问题"或"修复"时，父母经常报告说，当他们参与了前四个步骤的指导时，他们的孩子通常会找到自己"解决问题"的方法，或者他们会意识到实际上没有问题需要解决，因为"问题"实际上是情绪痛苦的体验。然而，在某些特定情况下，例如孩子遭受欺凌或面临与成年人不安全的关系，养育者必须与孩子一起解决问题，以实际地应对情况。

这些"情绪教导"干预在许多方面都是有益的。首先，当养育者采用这种新的方式与孩子相处时，家长与孩子之间的关系将更加深入，家长支持孩子处理行为症状的努力将更加有效并得到更好的回应。其次，随着孩子症状的减轻，父母的情感支持将帮助他/她在康复阶段管理不可避免地出现的情绪波动。最后，情绪教导的首要目标是在养育者支持孩子的同时，帮助孩子"内化"自身管理情绪和自我调节的能力。

关系修复

关系修复是基于对关系中宽恕的研究而发展起来的（Greenberg, Warwar, & Malcom, 2008），它也是针对养育者和家庭的一种有力干预手段。关系修复对于以下情况尤其有效：孩子或父母将精神疾病归咎于自己或对方；或者父母与子女之间的关系疏远或紧张，使得养育者难以积极参与治疗；或者养育者发现家庭中存在需要改善的情绪回避模式。EFFT 的临床工作者支持家长反思和识别任何可能切实存在的创伤、分离、冲突，甚至误解或失调，这些因素可能导致孩子产生回避情绪并远离父母、抗拒向父母寻求帮助①。在这些情况下，养育者首先依据情绪教导的步骤支持面临着痛苦的孩子，然后在回应"孩子经历了什么"这一问题时，表达责任心和歉意。有家长将这个过程比作"自己要接受化疗，以使孩子摆脱自责的癌症"。一些养育者和临床工作者会问："为什么一定要有人承担责任，尤其是在根本没有人错了的时候？"答案是，在大多数孩子的内心深处会感到自责，大多数父母也会自责。因此，关系修复是一个过程，通过这个过程，父母和孩子都能够摆脱非适应性的自责和羞耻感，并继续向前迈进。这一步骤是不能跳过的。

处理情绪阻断

越来越多的人意识到，精神疾病患者父母的情绪会干扰其养育工作（Goddard et al., 2011; Kyriacou, Treasure, & Schmidt, 2008; Lafrance, Robinson, Dolhanty, & Greenberg, 2013; Schmidt & Treasure, 2006; Treasure, Smith, & Crane, 2007）。事实上，尽管 EFFT 的主要

---

① 注意，"支持"可以是肯定和同理，也可以是设定限制。父母有时会忽视设限，认为这是需要向孩子道歉的。对父母来说，承认他们没有为孩子设定适当的限制，并从现在开始会这样做，可能会给他们带来很大的力量。

目的是支持和赋予养育者在孩子的行为和情绪康复中扮演主要角色，但治疗的首要目标是关注养育者的情感"阻断"。家长的阻断可以在各种"行为"上表现出来，包括拒绝参与、否认、过度控制、严厉批评以及迁就。这些行为是用来调节养育者自身强烈负面情绪的，比如恐惧、羞耻、无助、绝望和怨恨。

家长的阻断

临床医生可以通过情绪教导的步骤来帮助养育者处理恐惧、羞耻、绝望、无助和怨恨，就像之前教会养育者去理解和接纳孩子一样，去认可养育者的情绪体验。在某些情况下，我们观察到，仅仅是让养育者觉察和确认情绪阻断如何影响了他们对孩子的同情心、他们的自信心，以及参与家庭治疗任务的程度，养育者就更容易遵循治疗方案。觉察自身未被满足的情绪需求和未被解决的情绪痛苦也有助于减轻养育者对自身的束缚，从而更有效地关注孩子的情绪需求。养育者可以通过自我评估工具[①]识别自己的情绪阻断。此外，他们还可以了解到新莫兹利动物模型（Treasure, Schmidt, & Macdonald, 2009）。动物模型展现了养育者在照顾患有精神疾病的人时常见的（且有问题的）情绪和行为反应模式。父母们需要找出最能代表他们情绪应对方式的动物，如透明和"摇晃"着的水母，把头埋进沙子里的鸵鸟，目标是成为温暖、平静和具有支持性的圣

---

① 具体资源请参阅第 7 章。

伯纳犬。在照顾风格方面，他们可以识别自己是冲锋的犀牛，或是用自己的育儿袋保护孩子的袋鼠，目标同样是成为如海豚般的理想玩伴和温柔的引导者。这种描绘方式为父母们提供了一种无威胁的方式来认识自己和家人，并与所爱之人分享他们的感悟，提供了一个共同的语言和非病理化的隐喻，以应对家庭中的压力反应或那些可能历经几代人形成的痛苦模式。

如果这些干预措施未能有效地使养育者参与到任务中，情绪聚焦家庭治疗临床工作者可以邀请养育者一起使用 EFFT 版本的"椅子工作"（受传统情绪聚焦疗法中的自我中断分裂工作启发），来关注和处理干扰治疗行为的情绪阻断[①]。这种阻断可能使父母感到无法参与到帮助中，或者无法停止糟糕的模式。下面的例子里，女儿挣扎于精神疾病，无法正常和同龄人以及朋友交往，而她的家长不知道如何帮助她。

逐字稿：家长的情绪阻断

第一步，家长坐在"自我"的椅子上。临床医生和父母共同合作来界定情绪阻断。在这个例子中，家长觉得自己无法帮助女儿在大学的第一年更好地参与社交活动。

---

① 值得注意的是，尽管养育者可以从接受个体治疗的过程中获益良多，但这并不是干预的重点，即使可能有这种需要，此模型也没有规定必须要这样做；相反，这项工作是专门为解决养育者的障碍的，以便他们可以在康复的不同领域中支持他们的孩子。

家长：让她自己应对，自己管理，可能会更好。我什么都做不了，她现在有自己的生活了。

第二步，让家长切换到"另一把"椅子上。想象自己坐在"自我"椅子上，进而说服"自己"不要帮助女儿进食。要求家长具体说明如果他们帮助女儿会对自己有何不利，并告诉"自己"应该做什么。

临床医生：想象自己坐在面对你的椅子上。成为你的一部分，说服你不要帮助女儿解决社交孤立问题，而是后退一步。

家长：好的，嗯……不要这样做，因为你不知道自己在做什么，你会把事情搞砸，会让情况变得更糟。

临床医生：告诉自己，如果这一切发生了，对女儿会有多糟糕。

家长：她会变得更加抵触，更加孤立、沮丧，甚至在更糟的情况下会自杀。

临床医生：请更具体地告诉自己，如果所有这些都发生了，对你来说会有多糟糕。

家长：她会恨你的，然后你就真的失去她了。如果她因为你逼得太紧发生了任何事情，你永远都无法原谅自己，因为这些伤害都是你造成的，都是你的错。

临床医生：告诉"自己"，如果不帮忙的话，应该怎么做。

家长：不要强调"妈妈可以帮助你交朋友"。避开这个问题，远离整件事情。让她自己处理。反正她本来就喜欢自己做事情。

第三步，让家长切换到"自我"椅子上。引导家长想象自己的女儿坐在另一把椅子上。让家长告诉女儿（想象中坐在另一把椅子上的女儿），她（母亲）无法帮助她（女儿）。引导家长解释，她（母亲）害怕自己会让事情变得更糟，所以无法帮助女儿，女儿需要自己处理。

临床医生：想象一下范妮莎坐在另一把椅子上。告诉她"我不能帮你。我太担心把事情搞砸了，如果事情变糟糕，我会有负罪感"。

家长：范妮莎，我真的很抱歉，但我无法帮助你。我太害怕让事情变得更糟糕了。

第四步，让家长切换到"另一把"椅子上，扮演她的女儿。

临床医生：请你成为范妮莎。告诉妈妈听到那样的话是什么感觉。

家长：[扮演女儿] 哇（表情悲伤），我说不想让你参与进来是因为你老是责备我，但听到这样的话真是挺糟糕的，感觉就像没有希望一样。实际上，我对此感到生气，因为你不能以一种更好的方式来支持我和陪伴我。

临床医生：作为范妮莎，告诉妈妈你的愤怒之下隐藏着什么。

家长：[扮演女儿] 我害怕。我一个人做不到。其实我在某种程度上希望你参与进来。只是我不能大声说出来，这让我感到害怕。我需要你能够帮助我。我觉得只有你才能真正帮到我。你是我妈妈。我需要你，我希望我们中至少有一个人不再害怕。

第五步，让家长切换到"自我"的椅子上，让她反思听到女儿这样说有什么感受，以及她现在想为女儿做些什么。

临床医生：听到这样的话，你感觉如何？你想为范妮莎做些什么？

家长：（对临床医生说）哦……我从来没有这样想过。我忘记了她是我的小女孩，她需要我。她总是表现得很坚强。范妮莎，我非常抱歉。我知道你需要你的妈妈，我会这么做的。我会努力变得更擅长帮助你。我不会让我的恐惧阻碍我们。

临床医生：就像——"我会找到解决办法"吗？

家长：是的，我不会放弃。我会继续与治疗团队合作，直到我们找到解决办法。

第六步，让家长切换到"另一把"椅子上，让她以女儿的身份回答。

临床医生：范妮莎会如何回应？

家长：[扮演女儿] 感觉很好（叹了口气）。紧张但很好。我很感激。我真的希望事情能变得更好，并且我需要你的帮助。请相信我，我需要你相信我。

> 第七步，让家长切换到"自我"的椅子上。邀请家长告诉临床医生听到这样的话感受如何。
>
> 临床医生：听到她这样说，你的感受如何？
>
> 家长：很感动。有些事情好像很容易忘记，自从她生病后，她似乎根本不在乎我，也不希望我参与她的生活，而我居然相信了她！那对她来说一定很可怕。听到这些话很难受，但记住她需要我的感觉确实很好。
>
> 临床医生：你能告诉她吗？"我忘记了……"
>
> 家长：是的，我很抱歉我忘记了这一点。我近来筋疲力尽，被这个问题搞得焦头烂额。我确实知道你需要我。哇！重新找回这部分的我感觉真是太好了，虽然有一点可怕，但感觉很好。

临床医生的阻断

治疗对临床医生而言也是一种情感体验。2012 年，汤普森 - 布伦纳（Thompson-Brenner）、萨蒂尔（Satir）、弗兰科（Franko）和赫佐格（Herzog）围绕临床医生面对患者的反应进行了文献综述，发现临床医生对患者的负面反应通常表现为挫败感、无望感、无能感和担忧。治疗的抵抗性、自我协调性、高复发率、对患者存活的担忧、情感耗竭、缺乏适当的经济报酬以及额外的工作时间也和精神障碍临床医生报告的倦怠感显著相关（Warren, Schafer, Crowley, & Olivardia, 2013）。

最近有两个理论模型提出，与临床医生情感相关的因素可能会干扰治疗过程。医源性维持模型（Iatrogenic Maintenance Model, Treasure, Crane, McKnight, Buchanan, & Wolfe, 2011）和临床医生漂移模型（Clinician Drift Model, Waller, 2009）描述了临床医生的情感可能干扰治疗过程的不同方式。循证实践研究发现，临床医生的焦虑与儿童、青少年和成人患者的低依从性水平相关（Waller, Stringer, & Meyer, 2012）。拉弗朗斯·罗宾逊和科斯默利（Kosmerly）对儿童和青少年临床医生进行了一项调查（2015），探讨了临床医生如何感知自身情绪对临床决策和治疗实践的负面影响。无论是关于受访者本人还是同事的回答，与家庭参与相关的决策在情感上都是极具挑战性的，尤其是涉及批评型或漠视型父母的参与。

在 EFFT 的背景下，当面对卷入更多情绪的会谈或决策时，或者治疗进展受阻时，临床医生需要进行"情绪聚焦"督导，以识别和处理在治疗中出现的情绪"阻断"。例如，适用这种方法的临床医生可能会在要不要做家庭治疗上犹豫不决，尤其当父母表现出过度敌意或对症状的严重性持否认态度时，这两种反应也是家庭面对心理疾病时常见的反应。同样地，当父母有创伤史或已经出现心理问题时，临床医生可能会认为这样的父母没有能力帮助其亲人康复。实际上，每位临床医生都会面临这些问题，如"如果父母……怎么办""父母自己有精神疾病或成瘾怎么办""患有边缘型人格障碍的父母怎么办"，等等。出现所有这些担忧都很正常，但临床医生可以有效地处理自己对这种情况的感受，恢复对家庭的同理，并开辟与养育者合作结盟的新途径。

EFFT 临床医生可以通过多种方式参与有关临床阻断的督导。他们可以进行定期的"谈话"督导，探讨在与家庭合作中引发的情绪。他们可以完成情绪聚焦的自我评估工具，以帮助识别治疗过程中可能存在的情绪阻断。此外，类似于解决父母阻断的结构化"椅子"任务，情绪聚焦的督导可以使用 EFFT "椅子工作"来处理临床医生的阻断。这可以从临床医生的自我中断开始："不要让这位母亲参与治疗。"

逐字稿：临床医生的阻断 ●●●●

第一步，从受督者坐在"自我"的椅子上开始。督导和受督者共同确认咨询中的阻断。在这个例子中，受督者犹豫是否邀请成年来访的母亲参与治疗。

受督者：朱莉娅的母亲非常纵容她。她允许朱莉娅躲在房间里，不用参与任何社交或家庭活动。她这样只会让情况变得更糟。

第二步，让受督者切换到"另一把"椅子上，想象自己坐在"自我"的空椅子上。指导受督者扮演阻止母亲参与治疗的那部分自己，让她清楚地告诉对面的"自己"，如果邀请父母参与孩子的社交康复，会对来访产生何种不良影响。也要让她清楚地告诉"自己"，这样做对她作为临床医生本身也会产生不良影响。

督导：想象一下自己坐在对面的椅子上。扮演那个阻止你邀请妈妈参与治疗的部分。鼓励"她"（想象中的自己）保护孩子，不让父母参与治疗。清楚地告诉"她"这样也会对你（临床医生）产生不良影响。

受督者：不要让朱莉娅的母亲参与治疗。她太软弱了。她只会纵容女儿，阻碍治疗的进展。朱莉娅已经在处理很多事情了，她不需要再增加负担了。她已经付出了太多努力。而你也不需要应付额外的反复工作。你已经在这个案例中应接不暇了。

督导：告诉她（想象中的自己）如果不让妈妈参与治疗，那可以做些什么。

受督者：不要推动妈妈参与治疗的议程。如果妈妈打电话来，让她知道现在可能不是她参与治疗的最佳时机。

第三步，让受督者切换到"自我"的椅子上：督导指导受督者想象孩子坐在"另一把"椅子上。让受督者告诉孩子她的父母无法帮助她——事实上，父母可能会阻止她的进步。

督导：想象一下朱莉娅坐在另一把椅子上。告诉她"我不认为让你的妈妈参与治疗不是一个好主意。她没有足够的能力。我认为她帮不了你。我认为你应付不了眼前的情况，而且我也不想应对这些"。

受督者：朱莉娅，我真的很抱歉，但我不认为你的妈妈可以帮助你。嗯，我真的不喜欢这么说。

第四步，让受督者切换到"另一把"椅子上，受督者将以来访者的身份进行回应。

督导：请扮演朱莉娅。告诉她（指受督者）听到这些话是什么感觉。

受督者：[扮演来访者]哇，我说我不希望她参与其中，因为我觉得她无法处理，但听到这样毫无希望的话还是感觉相当糟糕。实际上我很生气，为什么你不能尝试支持她以更好的方式陪伴我。

督导：作为朱莉娅，你有什么想让她（指受督者）知道的吗？

受督者：我不能独自应对这一切。我确实希望我的妈妈在某种程度上参与其中。我只是不能大声说出来。这让人感到害怕。我理解为什么她会感到如此害怕，她和我一样一直在应对这个问题，我知道她很累了。

第五步，让受督者切换到"自我"椅子上，思考听到这些话是什么感受，并回应想象中坐在"另一把"椅子上的儿童来访者。

督导：对于你来说听到这些话是什么感受？你想为朱莉娅做些什么？为她的妈妈做些什么？请你告诉她。

受督者：朱莉娅，我非常抱歉。我知道你需要你的妈妈。我会支持她更好地帮助你。

第六步，让受督者切换到"另一把"椅子上，以儿童来访者的身份回应。

督导：孩子会怎么回应？

受督者：[扮演来访者]感觉很好（长出一口气）。有些紧张但很好。我很感激。我真的希望事情能变得更好，我需要你的帮助。请相信我们，我需要你相信我们。

督导：你有没有意识到此时此刻需要什么？

受督者：[笑]我得给那位妈妈打个电话……给予她应有的同理，帮助她脱离困境。

督导：你对此有什么感觉？

受督者：老实说，有点不好意思，而且真的很紧张[笑]。但我知道这么做是对的。

整合 EFT 和 EFFT

对于正在学习 EFFT 并且有 EFT 受训背景的临床医生来说，可以选择将两种方法结合在一起，以更灵活流畅的方式工作。如果临床医生觉得有必要更深入地处理阻断，可以将更传统的 EFT "椅子工作"技术整合到治疗中。这种方法遵循了 EFT 中终身学习模式（lifetime learning model）的传统，临床工作者可以增强他们的技能，并努力深化他们运用情绪聚焦技术的能力。

下面将呈现一个临床案例，以此说明在 EFFT 的背景下如何使用 EFT "椅子工作"技术来支持一位母亲。童年时期的创伤带来的怨恨使这位母亲对女儿的关注和照顾不足。临床医生在一小节治疗会谈中非常简短地使用了 EFT 的"椅子工作"技术来提供支持。EFT "椅子工作"技术的目的是识别、认可和处理她在年幼时失去母亲的悲伤。在表达的过程中，来访者意识到自己对养育者的离开感到愤怒，觉得自己被抛弃了。处理和解决这一阻断使来访者摆脱了非适应性的怨恨情绪，也使她能够关注处于困扰中的青少年女儿。

会谈从母亲坐在"自我"椅子上开始。

母　　亲：我无法帮助我的女儿。

临床医生：想象一下你的女儿坐在那里["另一把"椅子上]，告诉她"我无法帮助你"。

母　　亲：[轻声哭泣]我不敢贸然靠近你，也无法面对失去你的可能性。你的年龄刚好是我当年失去母亲时的年龄。

临床医生：听起来你非常想念你的母亲。

母　　亲：是的。

临床医生：我们可以对此进行一些工作吗？你能想象你的母亲坐在那里，告诉她你有多么想念她吗？［注意，这里是从想象她的孩子坐在另一把椅子上到想象她的母亲坐在那儿的自然过渡。］

母　　亲：我已经在治疗中做了很多与之相关的工作。他们总是告诉我该对她感到生气。

临床医生：你听起来并不是在生她的气，而是在想念着她。你能告诉她"我非常想念你"吗？［临床医生意识到悲伤中可能存在潜在的愤怒，这在哀伤中很常见。EFT 的关键是跟随出现的情绪，然后进行后续处理，或者让它转化为更原发的情绪。］

母　　亲：［哭泣］我非常想念你。我想念你在我的生活中。我想念当我结婚和生女儿时你还在那儿的样子。

让来访者切换到"另一把"椅子上。

临床医生：来这里［指"另一把"椅子上］。当她（你的母亲）听到这些时，她会说什么？

母　　亲：［扮演她自己的母亲］我很遗憾我不在你身边。我看到你是多么出色的母亲，我看到我的外孙女是多么地优秀。你做得很好。我非常爱你。我很抱歉我没有更好地照顾你——留下你孤零零的一个人。

让来访者切换到"自我"椅子上。

临床医生：当她说出所有这些时你感觉怎么样？

母　　亲：感觉很好。而且［带着苦笑］我有点生气！

临床医生：你能告诉她吗？

母　　亲：可以的——我对你感到生气。你离开了，留我一个人。所有事都要我自己扛着。那太可怕了！而且它影响了我对自己女儿的养育。

让来访者切换到"另一把"椅子上。

临床医生：她对此有何反应？

母　　亲：［扮演她自己的母亲］我真的很抱歉。那样不对，你不应该经历那些。

让来访者切换到"自我"椅子上。

临床医生：你能再次想象一下你的女儿坐在对面的椅子上吗？你想对她说些什么？

母　　亲：对不起，我没有一直在你身边，我会做出改变的。

临床医生：听起来你在对她说"我不会再让失去我的母亲这件事影响我和你的关系了"。

母　　亲：是的，我就是这样感觉的。

临床医生：你能告诉她"我不会再让这些阻止我陪伴守护

　　　　　　　你"吗？

母　　　亲：好的，我不会再让这些阻止我陪在你身边。

让来访者切换到"另一把"椅子上。

临床医生：她听到这样的话感觉如何？

母　　　亲：[扮演女儿] 听起来感觉很好。感到敞开心扉更安
　　　　　　　全了。

总结

　　在治疗精神疾病时，有人呼吁将家庭纳入"关键养育者同
盟"，以强调"家庭内部压力源以及通过其他形式的治疗会谈来减
轻这种内部压力的需要"（Strober & Johnson, 2012; Johnson, 2012;
Johnson & Wittenborn, 2012; Johnson, Maddeaux, & Blouin, 1998）。
我们提出了一种将养育者作为活跃的、主要的治疗主体纳入他们所
爱之人康复中的治疗方案。EFFT 是一种基于情绪处理技能的方法，
侧重于提升在体验和应对先前被回避掉的情绪时的自我效能感，这
也是个体及其家庭普遍存在的短板。一个简单地为父母提供的为时
两天的工作坊在减少养育者的恐惧和自责、提高自我效能感方面非
常有效，而这些来自家长方面的因素对孩子的疗效好坏有很高的预
测性。该工作坊聚焦四个领域，包括修复练习、情绪教导、关系修

复和处理情绪阻断。EFFT 的迅猛发展和应用无疑证明了填补进食障碍治疗中"遗漏部分"的重要性。这种新方法通过赋予养育者在康复中的重要角色，并促进养育者和所爱之人的情绪自我效能感来填补这一空白。EFFT 最初是作为进食障碍的辅助治疗而开发的，现今已应用扩展到一般心理健康、家长辅导和临床医生培训。研究结果显示，这种方法对个体及其养育者都具有良好的效果。此外，来自临床界的反馈也非常积极。也许是由于它起源于"无法治愈"的进食障碍，接受 EFFT 培训的临床医生发现它为那些仅仅采用传统心理治疗方法无法获益的家庭带来了希望。

参考文献

Bodell, L. P., & Keel, P. K. (2010). Current treatment for anorexia nervosa: Efficacy, safety, and adherence. *Psychology Research and Behavior Management*, *3*, 91–108. http://doi. org/10.2147/PRBM.S13814

Bulik, C. M., Berkman, N. D., Brownley, K. A., Sedway, J. A., & Lohr, K. N. (2007). Anorexia nervosa treatment: A systematic review of randomized controlled trials. *International Journal of Eating Disorders*, *40*, 310–320. doi:10.1002/eat.20367

Dimitropoulos, G., Freeman, V. E., Allemang, B., Couturier, J., McVey, G., Lock, J., & Le Grange, D. (2015). Family-based treatment with transition age youth with anorexia nervosa: A qualitative summary of application in clinical practice. *Journal of Eating Disorders*, *3*(1), 1–13. doi:10.1186/s40337-015-0037-3

Dolhanty, J. (2017). *Emotion focused family therapy: From here to there*. Presented at the International Society for Emotion Focused Therapy, Toronto, Ontario, Canada.

Dolhanty, J., & Greenberg, L. S. (2009). Emotion-focused therapy in a case of anorexia nervosa. *Clinical Psychology & Psychotherapy*, *16*(4), 336–382.

Goddard, E., Macdonald, P., Sepulveda, A. R., Naumann, U., Landau, S., Schmidt, U., & Treasure, J. (2011). Cognitive interpersonal maintenance model of eating disorders: Intervention for carers. *The British Journal of Psychiatry*, *199*, 225–231. doi:10.1192/ bjp. bp.110.088401

Gottman, J. (1997). *Raising an emotionally intelligent child*. New York, NY: Simon & Schuster Paperbacks.

Gottman, J. (1999). *The seven principles for making marriage work*. New York, NY: Crown Publishers.

Greenberg, L. S. (2002). Emotions in parenting. In *Emotion-Focused Therapy: Coaching clients to work through their feelings*. (pp. 279–299).Washington, DC: American Psychological Association.

Greenberg, L. S. (2004). Emotion-focused therapy. *Clinical Psychology & Psychotherapy*, *11*(1), 3–16.

Greenberg, L. S. (2008). Emotion and cognition in psychotherapy: The transforming power of affect. *Canadian Psychology/Psychologie Canadienne*, *49*(1), 49.

Greenberg, L. S. (2010). Emotion-Focused Therapy: A clinical synthesis. *Focus*, *8*(1), 32–42. doi: http://dx.doi.org/10.1176/foc.8.1.foc32

Greenberg, L. S., & Pascual-Leone, A. (2006). Emotion in psychotherapy: A practicefriendly research review. *Journal of Clinical Psychology*, *62*(5), 611–630.

Greenberg, L. S.,Warwar, S. H., & Malcolm,W. M. (2008). Differential effects of EmotionFocused Therapy and psychoeducation in facilitating forgiveness and letting go of emotional injuries. *Journal of Counselling Psychology*, *55*(2), 185–196.

Johnson, S. M. (2012). *The practice of emotionally focused couple therapy* (1st ed.). Abingdon, Oxon:Taylor and Francis.

Johnson, S. M., Hunsley, J., Greenberg, L., & Schindler, D. (1999). Emotionally focused couples therapy: Status and challenges. *Clinical Psychology: Science and Practice*, *6*(1), 67–79.

Johnson, S. M., Maddeaux, C., & Blouin, J. (1998). Emotionally focused family therapy for bulimia: Changing attachment patterns. *Psychotherapy: Theory, Research, Practice, Training*, *35*(2), 238–247.

Johnson, S. M., & Wittenborn, A. (2012). New research findings on emotionally focused therapy: Introduction to special section. *Journal of Marital and Family Therapy, 38*, 18–22.

Kyriacou, O., Treasure, J., & Schmidt, U. (2008). Understanding how parents cope with living with someone with anorexia nervosa: Modelling the factors that are associated with carer distress. *International Journal of Eating Disorders, 41*, 233–242.

Lafrance Robinson, A., Dolhanty, J., & Greenberg, L. S. (2013). Emotion-Focused Family Therapy for eating disorders in children and adolescents. *Clinical Psychology & Psychotherapy*. doi:10.1002/cpp.1861

Lafrance Robinson, A., Dolhanty, J., Stillar, A., Henderson, K., & Mayman, S. (2014). Emotion-Focused Family Therapy for eating disorders across the lifespan:A pilot study of a two-day transdiagnostic intervention for parents. *Clinical Psychology & Psychotherapy*. doi:10.1002/cpp.1933

Lafrance Robinson, A., & Kosmerly, S. (2015). The influence of clinician emotion on decisions in child and adolescent eating disorder treatment: A survey of self and others. *Eating Disorders:The Journal of Treatment and Prevention, 23*(2), 163–176. doi:10.1080/1 0640266.2014.976107

Lock, J., & Gowers, S. (2005). Effective interventions for adolescents with anorexia nervosa. *Journal of Mental Health, 14*, 599–610. doi:10.1080/09638230500400324

Lock, J., & Le Grange, D. (2005). Family-based treatment of eating disorders. *International Journal of Eating Disorders, 37*(S1).

Lock, J., & Le Grange, D. (2013). *Treatment manual for anorexia nervosa: A family-based approach.* New York, NY: Guilford Press.

Miller, R. W., & Rollnick S. (1991). *Motivational interviewing: Preparing people to change addictive behavior.* New York, NY:The Guilford Press.

Neufeld, G., & Maté, G. (2004). *Hold on to your kids: Why parents matter.* Toronto: AA Knopf Canada.

Schmidt, U., & Treasure, J. (2006). Anorexia nervosa:Valued and visible. A cognitive interpersonal maintenance model and its implications for research and practice. *British Journal of Clinical Psychology, 45*, 343–366.

doi:10.1348/014466505X53902

Stillar, A., Strahan, E., Nash, P., Files, N., Scarborough, J., Mayman, S., Henderson, K., . . . Lafrance Robinson, A. (2016). The influence of carer fear and self-blame when supporting a loved one with an eating disorder. *Eating Disorders: Journal of Treatment and Prevention*. doi:10.1080/10640266.2015.1133210

Strahan, E., Stillar, A., Files, N., Nash, P., Scarborough, J. J., Mayman, S., . . . Lafrance, A. (in press). Increasing self-efficacy with Emotion-Focused Family Therapy for eating disorders: A process model. *Person-Centered and Experiential Psychotherapies*.

Strober, M., & Johnson, C. (2012).The need for complex ideas in anorexia nervosa:Why biology, environment, and psyche all matter, why therapists make mistakes, and why clinical benchmarks are needed for managing weight correction. *International Journal of Eating Disorders*, *45*(2), 155–178, 24p. doi:10.1002/eat.22005

Treasure, J., Crane,A., McKnight, R., Buchanan, E., & Wolfe, M. (2011). First do no harm: Iatrogenic maintaining factors in anorexia nervosa. *European Eating Disorders Review*, *19*(4), 296–302.

Treasure, J., Schmidt, U., & Macdonald, P. (Eds.). (2009). *The clinician's guide to collaborative caring in eating disorders:The new Maudsley method*. London, UK: Routledge.

Treasure, J., Smith, G., & Crane, A. (2007). *Skills-based learning for caring for a loved one with an eating disorder*. London, UK: Routledge.

Waller, G. (2009). Evidence-based treatment and therapist drift. *Behaviour Research and Therapy*, *47*(2), 119–127.

Waller, G., Stringer, H., & Meyer, C. (2012). What cognitive behavioral techniques do therapists report using when delivering cognitive behavioral therapy for the eating disorders? *Journal of Consulting and Clinical Psychology*, *80*(1), 171–175.

Warren, C. S., Schafer, K. J., Crowley, M. E. J., & Olivardia, R. (2013). Demographic and work-related correlates of job burnout in professional eating disorder treatment providers. *Psychotherapy*, *50*(4), 553–564. doi: org/10.1037/a0028783

第 4 章

情绪聚焦家庭
治疗的实践

米丽丝·福鲁格

劳拉·戈尔茨坦

Emotion
Focused Family
Therapy with
Children
and Caregivers
A Trauma-Informed
Approach

简介

在实践中，临床工作者可以根据自己的选择或临床环境灵活运用 EFFT。当临床工作者初次学习这种方法，或在封闭和预先确定的治疗系统中工作时，EFFT 可以用于指导个案概念化并确定干预领域：临床工作者可以不局限于父母的"阻抗"，识别出带孩子接受治疗的父母自己的低自我效能感，并支持他们培养对自身技能的信心。随着 EFFT 逐渐融入治疗过程，它可以作为其他方法的有力辅助，比如在孩子进行认知行为疗法过程中，同时进行家长的 EFFT 会谈。当我们向家庭明确传达了治疗计划，但他们无法在分配给他们的家庭作业上取得进展时，这种做法尤其有帮助。例如，当父母说他们找不到时间或方法来帮助有焦虑问题的孩子实施暴露任务时，针对性的 EFFT 支持可以增强他们在实施治疗任务方面的信心和效能感。当 EFFT 最适合某些临床工作者或特定家庭的需求时，EFFT 可以作为主要"保护伞"的治疗方法（如第 2 章所述），并根据治疗过程的需要整合其他干预措施。

在本章中，我们概述了"如何"向父母和养育者介绍 EFFT，涵盖从第一步到处理常见障碍的各个步骤。其中包括介绍模型、提供 EFFT 个体干预、举办养育者沙龙，以及如何在满足养育者情感需求的同时进行心理教育，以便他们能够关注自己孩子的需求。这种方法被称为**"逐层共鸣"**（cascading attunement）系统，因为治疗师和养育者之间、养育者和孩子之间存在着平行的历程。我们在书中提供了干预策略和实践技巧，并进行了相应说明，以便临床工作者可以开始将 EFFT 的原则和技术融入到他们与家庭的工作中。

邀请家长加入会谈

作为从事儿童和家庭心理健康工作的临床工作者，我们的服务通常是针对家庭中的某个特定孩子进行的。这个孩子是家长非常关注的对象，他不听话、不愿意上学、持续几个小时地大发脾气、生气时会自己打自己、沉迷于电子游戏，等等。起初，家长通常只看到涉及个体层面的因素：孩子太敏感、要求太多，或者不合作。有些家长认为遗传基因是问题所在，家族中存在的精神病史意味着这个孩子注定要遭受苦难。我们的首要任务是帮助家长理解孩子的心理健康困境是由许多因素共同作用所导致的，而孩子目前面临的挑战最好被理解为整个风险因素体系的冲突碰撞。除此之外，我们很快会向家长提出一个观念，即他们是孩子改变（问题是行为／亚临床问题）或康复（已经确认了患有心理疾病）的最大希望。通过分享这一点，我们尽最大的努力邀请家长参与治疗过程，从孩子咨询小节结束时花几分钟开始（如果我们已经在进行个体治疗的过程中，或者如果家长/我们工作的体制要求如此），然后进一步赋予家长在治疗过程中更重要的角色。

理想情况下，我们会要求家长单独（不带孩子）参加初始访谈，这样做有两个好处：

- 家长可以坦率地谈论他们与孩子相处的困难，而孩子不会听到关于自己的负面信息或感受到父母对当前情况的负面情绪；
- 我们可以与家长谈论在为孩子寻求帮助时常见的恐惧、愤怒、内疚和羞愧的心情；
- 我们可以与家长建立治疗联盟，并介绍 EFFT 的概念，即代表他们的孩子参加治疗。

如果我们还想或需要邀请孩子或家庭一起参与，可以在之后的会谈中安排。第一次会谈可以为接下来的所有会谈定下基调，并为家长成为主要的变革推动者埋下种子。此外，我们可以就会谈的具体安排进行讨论：告诉家长我们有时会分开个体会谈，有时会两人会谈，有时是一家人一起，具体取决于每个阶段需要关注的内容。这种动态使用治疗时间的方式与传统疗法非常不同，因此在一开始就要向家长解释清楚，让他们知道可能会是什么情况，可以有什么样的期待。如果家长完全不想参与，或者有一位家长最开始就不愿意，我们可能需要有耐心和坚持。我们可以继续与他们沟通，解释他们的角色有多么重要，并非常自信地邀请他们参与治疗。一旦家长参与并被赋能，他们将成为服务孩子健康和幸福的不可阻挡的力量。作为 EFFT 临床工作者，我们需要坚持并鼓励，相信每位家长都希望帮助他们的孩子，只要他们坚信自己有能力可以做到。

关于保密性问题

很多临床医生和家长担心，让家长参与会导致孩子缺乏一个"安全"或私密的空间。我们认为，儿童需要"与某人交谈"而不是与他们的父母交谈的观念是建立在这样一个事实之上的：孩子通常需要与某人谈论他们的父母，或者因为不能与父母谈论他们的感受，才需要和他人交谈。保密性是我们在这种特定的治疗关系中明确约定好的。当我们做夫妻或家庭治疗时，作为临床工作者，我们通常不会承诺保守秘密，或者允许一个家庭成员享有保密的特权，而其他人则没有。那么为什么我们需要向孩子承诺不会告诉他们的父母任何事情呢？如果儿童或青少年害怕父母的反应，或者与父母感觉非常疏远，完全保密似乎是一个很好的主意，但我们是否希望加强这种恐惧和回避呢？如果我们的目标是加强父母和孩子之间的关系，那么我们就需要改变解释保密性的方式。首先，我们可以告诉每个家庭成员，我们更喜欢以这样的方式工作——允许我们在必要时与他们单独交谈，而在需要治疗的时候，我们会和他们一起进行交谈。我们可以在治疗开始时、在他们透露重要信息后，或者在每次会谈结束时，询问孩子们是否同意我们将一切与他们的父母分享，或者是否有一些他们暂时不想分享的部分。他们的回答将告诉我们他们担心分享什么，他们所在意的、不愿意分享的部分也可以为我们提供一些临床信息，比如被父母知道后他们会有怎样的情绪。以下是在初次会面时可以提供给青少年的信息。

> 治疗师：为了让你的父母更好地帮助你，我也会在整个过程中与他们一起合作。有时我会与你单独见面，有时会与他们单独见面，也会有几次我可能希望我们一起见面，但我们会提前做好准备，直到你感到更自在为止。即使到了那时候，一些孩子也会更喜欢在咨询室之外跟父母对话，或者只愿意在会谈中和父母交流几分钟。我们可以一起解决这些问题。现在，我只想让你知道，虽然我不会与其他任何人分享你告诉我的事情，但你的父母是例外。我的工作之一就是帮助他们更好地理解你的需求。如果你有任何不希望我与他们分享的事情，你可以告诉我，我也会记住并与你核对。

我们发现很多儿童及青少年很容易同意这种安排，即使青少年对分享信息的反应很消极，他们也可能会说一些类似下面的话。

来访者：我不希望我的父母知道任何事情！我不同意这个安
　　　　排，如果你要告诉他们我说的任何事情，我就再也不
　　　　来了！

在这个过程中，我们仍然可以用尊重的方式做出回应，同时不
让自己受到束缚。

治疗师：好的，我理解你。一想到父母会知道你所分享的事和
　　　　感受的确会让此刻的你非常不安。很多孩子也有同
　　　　样的感觉。有些人担心父母会因为他们所说的事情而
　　　　烦扰或唠叨……有些人知道他们的父母可能无法处理
　　　　这些事，并可能会感到不安。可能还有其他很多原因
　　　　让你不想分享。我想更多地了解你的理由，因为它们
　　　　很重要。就目前而言，我可以向你保证，我不会分享
　　　　你所说的内容，但我会继续与你的父母合作，我了解
　　　　到的关于你的信息将有助于我帮助他们，同时我会非
　　　　常注意保护你的隐私。当然，有些情况会突破保密设
　　　　置，比如我担心你的安全，还有我们讨论过的其他保
　　　　密限制。

当我们以这种方式开始与孩子的治疗，并逐步解决他们对与父
母分享自己的想法或感受的恐惧时，他们往往会感到更加舒适，并
意识到能够向他们的主要依恋对象展示真实感受正是他们所需要

的。当然，这个过程需要治疗师的支持，第3章回顾了我们在与亲子关系或家庭工作中可以使用的 EFFT 方法的模型。

心理教育、正常养育和不责备

大多数临床工作者都会认同，父母对子女心理健康问题的情绪反应是预后的一个极其重要的指标，或者至少影响着治疗过程的顺利程度。以往关于父母归因的研究（Morrissey-Kane & Prinz, 1999）以及最近关于父母情绪在孩子治疗过程中的作用的研究结果（Stillar et al., 2016）表明，父母对子女心理健康问题的看法和感受会对治疗过程和孩子的治疗结果产生重大影响。一般而言，父母越有信心处理孩子的需求，对孩子的预后感觉越积极，情况就越好。

虽然这看起来很简单，但在刚开始接受治疗时，很少有父母会对子女的心理健康问题感到自信和积极。对于那些在不同机构经历过多次治疗尝试的父母来说，情况可能会更加不容乐观。实际上，父母和养育者很可能对子女的心理健康感到强烈的羞愧和自责。总的来说，人们对心理健康问题的态度仍存在强烈的社会污名化倾向，而父母可能体会到双重的污名感，因为他们自认为对子女的功能和行为负有责任（Corrigan & Miller, 2004）。除此之外，父母还要应对子女的需求：无论是一个女儿患有厌食症的父亲必须缺席工作，在学校与女儿一起吃午餐；还是一个患有严重分离焦虑的孩子被母亲送到托儿所，有心理健康问题的子女的父母都承受着高水平的养育者压力。

出于上述原因，父母与孩子一起接受治疗（或带孩子接受个体治疗）时，他们往往是缺乏自信心和积极性的。EFFT 干预从消除父母的自责和羞耻开始，通常在第一次电话交谈或电子邮件通信中就会着手进行。需要传达的核心信息是："导致孩子陷入这个困境的并不是你，但你将会成为帮助他们摆脱困境的人。"[①]之所以这么说，是因为考虑到：

- 父母可能感到对孩子的困境负有责任；
- 父母可能感到无力帮助孩子（Stillar et al., 2016）。

因此，需要向父母传达的下一个核心信息是："我们将一直相信你，直到你也一样相信自己！"

在消除对父母责备的同时，EFFT 还旨在对孩子去病理化。虽然正式的临床评估和诊断仍可能是该过程的一部分，特别是在专门为儿童提供的个体治疗或需要在孩子的系统中进行正式诊断的临床环境中，但对父母传达任何诊断或反馈都可能会造成父母的内疚和无助感，他们会担心自己的孩子不"正常"并且无法帮助他们。作为 EFFT 临床工作者，我们直接和同理地面对父母表达的恐惧、疑

---

① 在家长工作坊的模式中，会请父母观看幻灯片，并展示有关精神健康问题的发展模型。

虑、关切、怨恨、无助等问题。通常，这些感受在我们邀请父母参
与治疗的过程时就会出现。

为父母赋能

当需要父母在孩子的康复过程中扮演领导角色时，大多数父母
会告诉我们这是一项"最好由专业人士来处理"的事情。这是可以
理解的反应，因为父母和养育者在努力为孩子的利益着想。将心理
健康恢复的主要责任从临床工作者转移到父母身上，这起初确实是
一个令父母害怕的建议。对于临床工作者来说，可以使用类比、隐
喻、叙事和列举证据来打破这些恐惧。宝奇（Boachie）和贾斯伯
（Jasper）论述了（Boachie & Jasper, 2011）如何支持患有进食障碍
孩子的父母。与患有其他心理健康问题孩子的养育者合作的临床工
作者可以使用类似的方法，用直接和间接的方式传达这一需要父母
反复听到的信息：即使孩子在推开他们，或者也许有其他人更适合
这个工作，但他们的孩子仍然最需要他们的帮助。有些父母在专业
人士仅仅给予他们承担孩子康复任务的许可时，就会当即感到有力
量，但许多人仍需要更多的鼓励和支持来让他们相信自己能够治愈
孩子。

"支持养育者"的相关研究

回顾父母和孩子心理健康相关的文献历史，有许多例子表明主要养育者可能会对孩子产生负面影响：如"冰箱妈妈"引发精神分裂症（Bateson, Jackson, Haley, & Weakland, 1956）、"有毒家庭"（Rushton & Kraft, 2013）、功能失调的家庭（Kintner, Boss, & Johnson, 1981），以及需要"**父母隔离**"以便孩子能够得到专业人士的有效帮助（Vandereycken, Kog, & Vanderlinden, 1989），这只是一些"反养育者"的例子，这些例子肯定会影响父母和养育者如何看待自己及其照顾孩子的能力，他们显然认为专家一定更加了解。

为了开始和这种反养育者信息带来的遗留问题抗衡，我们可以分享一些研究结果，主要强调养育者参与对儿童健康结果的积极影响。在 2013 年，奥布莱恩（O'Brien）等人发表了一项开创性的研究，其中要求新生儿重症监护室（Neonatal Intensive Care Unit, NICU）的婴儿父母在医院中负责孩子的日常护理。我们可以询问养育者在接管护理时作为父母的感受，想象负责照顾婴儿的 NICU 护士的感受，以及想象当时在 NICU 接受护理的婴儿的感受。父母的第一反应是他们会感到恐惧，害怕自己无法胜任照顾孩子的工作，并且护士肯定也会认为父母没有能力照顾这些脆弱的婴儿。然而，当从婴儿的角度考虑时，父母可以想象在这个可怕的环境中，婴儿想要和需要的只有父母的温暖和安慰。

这项研究发现——或许让父母和医疗专业人员感到惊讶的是——相比由训练有素的 NICU 护士照料的婴儿，那些主要养育者作为"护士"照料的婴儿在各个方面都表现出更积极的健康结果（父母的压力减轻，婴儿的体重增加，母乳喂养的次数增加，并且对该计划总体满意度更高）。

这个例子很好地命中了 EFFT 的核心原则：孩子们需要的是他们的父母，这种需求比对任何其他人都更迫切，没有任何个体比父母更适合积极参与照顾他们的孩子。即使对于可能是最脆弱的人群——NICU 中的婴儿，经验证据表明，父母在获得一些指导后，比任何"专业的"人士更能照顾好他们的孩子。

消除父母的自责与羞耻感

如果我们要让父母和养育者积极参与孩子的治疗过程，消除对父母的自责和羞耻感是 EFFT 的核心，这一点至关重要。临床界的一些从业者已经开始强调这一点，比如在提到父母在孩子的心理健康困难中的角色时使用"这不是你的错，但这是你的工作"的口号（Post, 2009）。

作为 EFFT 的临床工作者，在评估或咨询过程的最后阶段，当我们向父母提供临床反馈时，可以为他们讲解可能提高风险、导致"症状"或心理健康问题的多重因素。这些因素包括遗传因素、生活压力、情绪回避、高敏感的气质、表观遗传学、社会和文化因素、青春期以及家庭环境。当要求父母确定那些我们可以进行控制的因素时，他们很快意识到情绪回避和家庭环境是他们可以掌控的两个因素。我们可以告诉他们，这就是为什么我们称之为"情绪聚焦家庭治疗"。这向父母说明了，虽然影响因素复杂多样，而且养育者并不是导致孩子陷入困扰或功能障碍的原因，相反他们才是孩子想要摆脱困境时可以依靠的人。

要让父母知道：为什么聚焦于情绪

　　一个痛苦或调节困难的孩子最需要的是一个冷静、调节能力强的成年人。当然，在孩子情绪失控的风暴中保持冷静绝非易事。对于父母来说，专注于孩子的情绪可能是有效的，因为情绪往往会推动孩子表现出让家长担忧的行为。如果只关注外在行为而不理解其背后的情绪诱因，可能会导致负面行为升级，造成父母和孩子之间的敌对状态。毕竟，我们更愿意向一个因"社交焦虑"而拒绝与他人打招呼的孩子施以援手，这相较于应付"对立违抗"或"不尊重他人"的孩子要容易得多。无论是心理疾病的症状（比如过度限制性饮食、抑郁时的沉默寡言），还是亚临床问题（比如爆发性愤怒发作），它们都是潜在情绪困难的症状。通常情况下，父母会抱怨特定的行为表现，而这些行为的背后是核心非适应性情绪，比如孩

子拒学的背后可能是社交恐惧，暴食和催吐的青少年可能是在回避
无法忍受的愤怒与羞耻。我们想要帮助他们去做的是关注症状背后
的原因：

- 是什么驱使这种行为发生？

- 孩子在经历什么，以至于他们以这种方式行事？

- 问题的核心是什么？

虽然解决行为和干预症状很重要，但同样重要的是识别导致症
状发生的核心负面情绪。EFFT 就像抗生素一样，是从根本上发挥
作用。想象当一个人喉咙发炎时，可能会出现许多不同的症状，比
如喉咙痛、发烧和身体疼痛。我们可以选择用止痛药治疗单个症
状，但这只是掩盖了本质上的问题。抗生素则将目标锁定于问题的
根本原因——针对感染本身。EFFT 也是如此，它深入到症状（或
是呈现出来的问题）之下，针对儿童难以处理的核心情绪，帮助他
们熟练地识别、表达和调节这些情绪。

情绪基础

这个心理教育的内容是临床工作者向养育者提供有关情绪的信
息。情绪往往被看作一种应该被摒除的弱点，像是一朵乌云，这
个观点蒙蔽了我们的判断或行为——人们会说"他过于情绪化"或
"她的情绪阻碍了她"。实际上，情绪总是控制着我们对世界的反
应，无论是愤怒或恐惧等强烈的情绪，还是满足或好奇等较温和的

情绪。情绪也是我们与他人之间的主要沟通系统，通过他人自动化的情绪表达（语调、手势和其他非语言信息），我们能感知到他人的意图，即便有时言语和非言语信息是不一致的。

情绪为我们提供了关于环境的重要信息，促使我们采取行动（James, 1890）。在英文语境下，"情绪"（emotion）一词的含义首次出现在 1602 年，表示"心灵的激动或兴奋状态"。然而，到了 17 世纪中后期，"情绪"一词更接近于不安、动荡，尤其是运动（movement）的定义。在英文中，如果将 emotion 中的"e"去掉，就会更容易地理解它的词根。情绪表示个体内部的运动或变化，应当被理解为一种信号或动机，以促使境遇发生变化。我们希望与父母分享的是，情绪会引起生理变化，要想让情绪"直接停下来"是不可能的——需要让它顺其自然地发展或者转化成另一种情绪。我们必须用情绪去改变情绪——接受孩子当前的感受，并帮助他们感受其他情绪。

如第 3 章所述，接受 EFFT 辅导的父母会了解到每种情绪由身体感知、标记、需求和行动倾向三个部分组成。例如，悲伤让人感觉缓慢而沉重、需要安慰，并本能地寻求拥抱，未能满足这些相关需求会导致自我的挫败感，这时我们会看到症状开始显现。由这些情绪产生的能量需要找到一个出口，如果这种能量不能被恰当地体验和处理，那么症状就会成为出口和应对策略。情绪回避（如试图不去觉察自己的感受）需要大量的能量，这也是心理疾病的根本原因之一。心理健康问题中常见的症状被视作一种非适应性的应对策略，当一个人试图通过排斥拒绝、分散注意力或其他方式来抵抗强烈的负面情绪时，这些症状就会出现。与之相对的是，EFFT 旨在用更适应性的方法取代负面 / 回避的应对策略，如寻求主要养育者的支持。不难理解，当孩子感到他们有可能得到与他们的情绪相协调的回应时，就会更愿意向养育者寻求支持，以帮助他们调节情绪。正是出于儿童对矫正性和相协调的情绪体验的需求，临床医生才将大部分注意力放在培养养育者的胜任力上。

直到某种情绪被认可，情绪背后的相关需求得到满足，大脑才会继续向我们发出信号，身体才会回到基准状态。因此，情绪教导的一个重要步骤是满足孩子的相关需求。完成这一步骤的一个主要障碍是，孩子的强烈情绪并不总是有道理的。在西方社会，我们非常重视逻辑、理性和思考，而对情绪的关注较少，这可能会成为一种障碍。请看下面这个例子。

周六早上，杰西卡醒来后一直躺在床上，她发现由于大学没有及时提交延期修读某一门课程的文件，她这门课程的成绩得了"F"。她感到非常沮丧。就在此刻，尽管她知道这个情况很容易就可以解决，但她还是因为失望和挫败感嚎啕大哭。她的伴侣走进卧室，在得知这件事的来龙去脉后，他劝道："别担心，亲爱的，我们完全可以解决这个问题。"尽管他说得合情合理，但并没有让她感觉好一点。她感到悲伤，而悲伤时需要的是安慰。当人的情绪如此激动时，讲逻辑是没有用的，所以杰西卡并没有因为伴侣的回答而感到被安抚。过了一会儿，他们的狗米斯蒂走进房间，跳上床，躺在杰西卡身上，并开始舔她的脸，杰西卡立刻感觉好多了。悲伤的人需要的是安慰，而这正是她从米斯蒂那里得到的。这只狗不在乎杰西卡为什么哭，它只在乎她在哭泣本身。通过关注情绪及其需求，而不是其正确性或合理性，我们可以帮助情绪得到缓解。

这个故事可以与父母和养育者分享，但并不是为了说明"情绪教导很简单，甚至连一只狗都能做到"，而是想说米斯蒂之所以能够轻松地抚慰悲伤，是因为狗不会被逻辑、理性和批判性思维所困住。这个故事也帮助了那些在面对孩子强烈情绪时感到挫败而不知如何应对的父母，因为这个故事告诉他们不需要理解为什么孩子会出现强烈的负面情绪。我们不会与情绪争辩，情绪永远是合理的。通过关注情绪及其需求，而不是其正确性或合理性，我们可以帮助情绪得到缓解。

摘掉孩子"病"了的标签

许多父母想要知道"为什么是我的孩子有问题"，或者强烈地感觉到他们的孩子有很大的问题。有些父母说他们的孩子"从出生起就很叛逆"。他们可能还有其他孩子，而这些孩子并没有遇到类似问题。或者他们可能会将自己的孩子与学校里的其他孩子或者亲戚中的其他孩子进行比较。无论如何，他们很难理解为什么其他孩子经历了相同或者"更严重"的压力，却没有出现症状。这会让父母相信，懒惰、动力不足、抗拒帮助是孩子自身最大的障碍，或者——最糟糕的情况下——会觉得孩子是无可救药的。如果我们扪心自问，这些正是我们作为临床工作者有时候对父母产生的感觉。

为了贴近父母在孩子身上观察到的高敏感度和强烈情绪反应，EFFT 临床工作者不再对孩子使用病理化标签或有道德谴责性质的术语，而是使用"高敏感者"这个术语。高敏感者是指那些天生对周围环境更敏感的人，可以是儿童，也可以是成人①。他们在思考、感受和对事件与强烈情绪（无论是自己还是他人的情绪）的反应上都更加强烈，而且通常很擅长隐藏他们的强烈情感。他们有时对外部刺激（光、声音、触感）更敏感，并且对环境中的潜在威胁也更敏锐。这些人更有可能找到减轻痛苦和回避情绪的方法，不过他们需要来自环境的支持，直到他们能掌握独立处理强烈情绪的技能。高敏感者在艺术和与关怀相关的行业中很有可能取得成功，一旦他们学会如何处理从他人与自己内心感受到的强烈情绪，他们就可能表现出非凡的能力。

对于一些家长来说，他们很容易接受高敏感者的概念和特质，这对他们来说反而是一种解脱，因为高敏感者非常准确地描述了他

---

① 这种"连接"可能是遗传基因、孕期发育情况、婴幼儿期压力等因素造成的。

们一直以来为之操心的孩子的特质。而对于愤怒、高度防御的孩子的父母来说，他们会觉得他们的孩子似乎一点也不敏感，也没有同理。在这种情况下，当和父母分享时，一些高敏感者会戴上愤怒的面具，以有效掩饰更脆弱的情绪（如悲伤、恐惧、羞耻、自我怀疑、内疚和挫败感）。这些高敏感者可以把自己隐藏得很好，通过他们易激惹和愤怒的性格将他们的父母推开。我们可以让父母想象孩子两岁时的情景，或以其他方式去探寻孩子的愤怒，以便他们与孩子的需求建立联结。

EFFT 的工作步骤：临床示例

萝丝是一个 15 岁男孩的母亲，最近她的儿子詹姆斯开始逃学、滥用药物，和一群不良少年出去玩。你与这位青少年进行了个体会谈来了解他的情况，得知他已经一年多没有见到他的父亲，尽管他们住在同一个城市。詹姆斯告诉你，父母在他七岁时离婚，当时萝丝精神崩溃，失去了工作，并带着儿子搬到希腊生活了四年，以求修复离婚创伤。詹姆斯当时非常想念他的父亲，他记得第一年的每个晚上都哭着入睡。他不敢告诉母亲自己的感受，因为他看得出母亲正在好转，她很高兴和家人在一起。在这段时间里，詹姆斯上了一所法语学校，在回到加拿大安大略省后，他的阅读和写作进度开始落后。此外，其他孩子会取笑詹姆斯的口音、着装，还有他对当时北美流行文化中的电视节目、游戏或活动的一无所知，他试图向母亲倾诉他在学校遇到的麻烦，结果母亲告诉他只需要"做自己"，并尝试好好与他人相处。尽管萝丝对带着詹姆斯离开他的父亲和他所熟悉的生活感到无比内疚，但她没有与詹姆斯谈论过这个问题，而是忍受着他日益恶劣的行为，包括肢体攻击、带毒品回家。出于内疚，当詹姆斯要求她买酒给他和朋友一起喝以此来笼络朋友时，她再次让步了。詹姆斯还经常与你谈论他的父亲，并告诉你，他一直以来都希望能感觉到父母是爱他的，但事实上他的母亲害怕他、对他感到内疚，他的父亲恨他并且抛弃了他。他在你的咨询室里泪流满面，你可以感觉到他非常羞愧和孤独。作为一名儿童和家庭临床工作者，你迈出了艰难的一步，联系到詹姆斯的父亲菲利普，并邀请他参与治疗过程。菲利普告诉你，他感觉完全被排除在詹姆斯的生活之外，萝丝一直掌控着一切。当你问他是否尝试在儿子的生活中扮演重要角色时，他告诉你他曾经尝试过，但詹姆斯拒绝接他的电话，不回复他的短信，并且当他们见面时对他很粗鲁。菲利普说，詹姆斯已经 15 岁了，他不再是一个小孩子，他无法强迫他，他需要自己主动与父亲建立关系。

了解到詹姆斯的孤独、恐惧和被抛弃的感受后，你知道他不会是那个迈出第一步的人。你希望父母能够承担这个责任，但他们不愿意。作为一名临床工作者，你有几个选择。

如果你是一名非常坚决果断的临床工作者，你可以邀请父母来你的办公室，并强烈建议他们：（1）拿回控制权并设定限制，更多地参与儿子的生活；或者（2）让他们的儿子面对与药物／非法行为相关的自然后果，这样他"触底"后就有了敬畏之心，并愿意寻求帮助。父母告诉你，他们知道自己让儿子很失望，并将尝试改变，但这种模式不断重复，你们都感到沮丧和灰心。你可能会告诉父母，你无法帮助他们，因为他们没有采纳你的建议，或者父母可能会退出治疗，因为"治疗没有效果"。

作为一名临床工作者，如果你不愿意如此直接地建议，那么你可以与父母多次见面，说服他们承担更重要的角色，给予他们建议，向他们解释詹姆斯的感受，但结果可能是无助地看着这种模式一次又一次地重复，直到父母或你自己放弃治疗过程。在情绪聚焦家庭治疗中，我们找到了另一种解决与孩子心理健康症状相关的亲子冲突的方式，成功地邀请家长参与到治疗过程中来。

在第 3 章中，我们讨论了 EFFT 的四个核心原则：情绪教导、关系修复、修复练习／症状干预和处理情绪阻断。此时，EFFT 的临床工作者可以向父母介绍前三个原则概念，并帮助他们完成每个步骤，让他们感到自信并有能力迈出改变与儿子负面互动模式的第一步。临床工作者还会指导父母在特定情景下使用每个步骤的时机。

- 情绪教导：当孩子正在经历强烈的负面情绪时。
- 关系修复：当孩子当前的情绪体验是中性的时候，父母可以与孩子展开修复关系的对话。

- 修复练习 / 症状干预：当孩子出现父母希望纠正的负面行为时
  （父母希望孩子要么做积极的事，要么摆脱负面行为）。

在詹姆斯的案例中，进行关系修复是绝佳的选择，因为它就像一个强大的"重置"开关，父母与他共同分担负担，让他看到他们能够处理他的愤怒、悲伤和羞愧。不为自己找任何理由的道歉为表达被忽视或否认的情绪打开了大门，促进了治愈和情绪转变。第一步是让父母认识到情感伤害的独特影响。治疗师引导父母思考过去的哪些事件可能导致情绪回避的模式：孩子会为此感到愤怒、羞愧、害怕或悲伤，但又无法告诉你或表现出来的是什么；他们试图表达过什么负面情绪，但被你们忽视了。支持父母"在黑暗中觉知"的过程，直到他们能够打开情绪的"宝库"。关系修复的过程始于父母向孩子呈上一份道歉作为礼物，不夹带任何期望，也不将哪怕 1% 的"责任"归咎于除了给予道歉的父母以外的任何人。道歉包括以下几个步骤。

1. 承认情感伤害的独特影响。"当我们搬到希腊时，你突然与你所熟悉的一切隔绝开来，置身于一个全新的环境中。那不是你所需要的。"

2. 表达应有的理解和同理。"我们把一切——你的朋友、家人、学校，甚至是你的爸爸——都抛在了身后。你失去了生活中熟悉的一切，这一定让你感到愤怒、害怕或 ① 孤单。"

3. 道歉并表达懊悔之情。"非常抱歉我带你离开了你熟悉的生活，又不允许你表达内心的痛苦。我应该理解你对搬家的感受，并帮助你渡过困境。"或者"我应该找到一种方式，继续在加拿大和你一起生活，这样你就能够和你爸爸，以及一切熟悉的事物在一起了。"

4. 表述替代方案。"从现在开始，如果有影响到你生活的重大决定，我一定会找你商量。"

5. 认可孩子的反应 ②。（1）愤怒地爆发："是的，都是你的错，你毁了我的生活！我永远不会原谅你！"（2）否认父母的过错："不，爸爸，这不是你的错。是妈妈把我带走了，你没有做错任何事情。"或（3）沉默。

无论是什么反应，都可以肯定孩子的感受，并重复步骤 2 至步骤 4。

这些步骤可以根据不同情况灵活应用。詹姆斯的母亲可以为未能与他的父亲制订可行的探视计划道歉，或为在摄入毒品和酒精方

---

① 这里使用"或"这个词是有意为之，避免引发"别告诉我你知道我是什么感觉！你完全不懂"这种反应。它传达了这样一个信息：父母试图以不带评判或假设的方式理解孩子的感受。

② 孩子对于关系修复的典型反应是：爆发式的愤怒，如"都是你的错！"；沉默，如"……"；否认，如"不，爸爸，没事……你尽力了！"

面没有给詹姆斯设置更严格的限制道歉，或是为詹姆斯适应新学校时告诉他只要"做自己"而对他的困难不予理睬而道歉。这个练习可以帮助家庭重建信任、重置失衡的模式，并在情绪教导和中断症状时减少阻抗。

尽管每个任务只有几个简单的步骤，但这个过程并不轻松。当父母参与每个任务时，由于他们的恐惧或羞耻，可能会出现各种困难或"阻断"。这些阻断为临床工作者提供了关于父母、依恋风格和家庭历史背景的重要信息，治疗师应将其视为需要进行更深层处理工作的信号。

将情绪处理融入治疗过程

会谈中的情绪处理是情绪聚焦方法的一项核心实践。EFFT 使用的"椅子工作"技术源于 EFT 和更早的格式塔疗法（Wagner-Moore, 2004）。空椅子可以为来访者提供想象的体验，这种体验可以是个体内部的（与自我的关系）或人际的（自我与他人的关系）。这种练习可以唤起经历所带来的情绪感受，使它们易于接受治疗干预（详见第 1 章、第 3 章和第 7 章）。"椅子工作"可以使来访者将自己与阻碍他们参与到治疗过程中的事物分离开来，并允许他们从孩子、伴侣、阻断者或其他重要他人的角度来表达。

将 EFFT 整合到实践中

对于直接处理情绪并想要发挥家庭力量的临床工作者而言，EFFT 模型是流动和灵活的，它几乎可以被应用于任何治疗方法（如认知行为疗法、辩证行为疗法、行为疗法等）。它可以单独与父母使用，也可以与亲子二人或三人组一起使用，或者与整个家庭一起使用。EFFT 还经常被用于针对高需求 / 低收入家庭的工作坊[①]，对于治疗资源有限的家庭来说，它是一个极好的选择。

再来看看萝丝和儿子詹姆斯的案例。如果詹姆斯不愿意接受治疗，或者临床工作者认为先从父母开始治疗可以避免给詹姆斯带来进一步的自责感，那么临床工作者可以选择先与父母单独进行治疗。单独从父母开始治疗的另一个好处是让詹姆斯感到去污名化，因为他的父母正在学习承担主要责任。如果詹姆斯愿意接受治疗，那么另一个选择是进行父子 / 母子或三人的会谈。这样一来，临床工作者可以单独与詹姆斯会面，收集信息并了解他的想法和需求，同时与父母会面，以增强他们支持儿子情绪需求的能力。如果家庭愿意并且有能力一起参加治疗，那么治疗师或许可以开展若干次的家庭会谈，让詹姆斯与父母有不同的（矫正性）情绪体验。这些会谈可以让詹姆斯与家人分享他的感受，并让这些感受得到接受、承认、认可和理解。如果时间和经济条件不允许进行个体、父母、子

---

① 有关 EFFT 工作坊的更多信息将在第 5 章中介绍。

女或双方 / 三方会谈，那么让父母参加 EFFT 养育者工作坊是一个
很好的选择。

养育者的 EFFT 工作坊

EFFT 养育者工作坊对临床工作者和工作坊参与者都有很多好
处，它允许临床工作者在较短时间内帮助更多的家庭。对参与者来
说，这种密集的方法既能节省时间又能降低成本，还可以立即应用
于解决他们与子女面临的困难。工作坊的设置还提供了来自其他养
育者的强大社会支持，减轻了病耻感和"只有我会经历这些"的感
觉。最近对 129 名养育者的研究发现，超过 95% 的参与者对 EFFT
工作坊非常满意，许多养育者将他们在为期两天的工作坊中的经历
描述为"足以改变生活""这正是我们所需要的"，并表示他们"多
年来第一次有了希望"（Foroughe et al., submitted）。

EFFT 工作坊是密集的，可能会引发令人不舒服的、意外的和
需要采取适应性的方式处理的情绪。任何创伤知情的治疗过程都需
要额外关注细节，如物理环境、人际互动以及如何支持情绪调节。
工作坊通常面向的是 15 ~ 25 名养育者，其中一些人可能会表达非
常强烈的情绪并且准备好去处理困难的情感，而其他人可能会发现
体验式任务非常具有挑战性。对于其中一两位养育者来说，这种挑
战可能大到无法直接承受，因此他们选择不参与任何"椅子工作"
或技巧练习。作为带领者，重要的是看到每位养育者的实际情况和

需求，温和地鼓励他们稍微超越自己的界限。在这段艰难时期，即使是家长 1% 的改变也足以为亲子关系和对子女需求的回应创造出新的轨迹。

工作坊的物理空间需要足够大，以容纳参与者的座位和笔记撰写的空间（如果无法为每个人提供桌子，提供夹板和纸张也可以）。但是空间又不能太大，以免养育者轻易地"掉队"或避开干预的情感强度。我们发现，学员与带领者彼此之间的密切接触有助于增加亲密感、强度和团结，从而提高工作坊的参与度和处理效果。

在向如此庞大的养育者群体展开工作坊时，每个人在参与的同时都承受着很高的养育者负担，因此对于带领者来说，自我照顾和专注至关重要。有两名协助带领者可以在整个工作坊期间进行交流和互相支持。此外，还可以让志愿者协助布置工作坊，营造一个温馨友好的环境，提供茶点饮品，准备音视频设备，并在工作坊结束后清理现场，以便带领者与养育者建立联系并回答他们的个别问题。当养育者参与如此密集的干预时，随时提供饮料和点心不是一种奢侈，而是可以提供支持、减轻手头压力的放松方式。最后，整个团队（包括通过电子邮件或电话与养育者沟通的助手、负责工作坊签到和接待养育者的人员，以及任何观摩临床过程或辅助学习的人员）都需要接受充分的培训，以使他们了解参与者潜在的敏感性。可以提醒临床和协助人员对参与者保持温暖和支持，避免在工作坊场所内谈论与临床过程或个人学习有关的事情，并控制自己对听到内容的反应，以防止父母感觉受到评判。很多父母会自我暴露个人创伤史或家庭中的虐待或忽视事件。此外，一些父母发现分享他们最为绝望的想法很有帮助，例如面对一个夜夜哭闹无法入睡的婴儿时，简直想要"把婴儿从窗户扔出去"。只要这些表达是象征性的，仅代表养育者的困扰而不涉及任何直接的安全问题，带领者的唯一关注点就是认可养育者的经历，将他们的感受正常化，并确保他们不会觉得被临床团队评判。对于临床工作者来说，分享自己生活中的轶事也是非常有帮助的，包括自己成长过程中的挑战或作为父母、亲人等的经验。养育者常常会告诉我们，这些暴露帮助他们意识到他们并不是唯一一个家庭生活不完美的人，我们可以不加评判地理解并支持他们。

与高易感性的父母工作

尽管我们尽最大努力关注工作坊的细节，但还是会有棘手的情况出现，而且通常会涉及那些最脆弱的养育者。他们可能会被其他参与者分享的强烈情绪或依恋相关的记忆淹没，有些内容会唤起他们尚未准备好重新回顾的痛苦记忆。当感觉被触发时，具有回避型依恋风格的父母可能会对干预持怀疑态度或不屑一顾。还有人可能会公开表现出敌意，或者一言不发地离开房间。通常，自责感或对其他痛苦情绪的恐惧是养育者明显抗拒或远离干预过程的潜在原因。鉴于这种潜在的脆弱易感性，作为带领者，我们要用一切可能的方式全力支持这些人。这可能意味着在课间与冷静状态下的父母交流，通过电话与那些第一天离开时表现出失望或提早离开的家长沟通，或以其他方式与那些我们察觉到极其困难或痛苦的人取得联系。如果我们能够认可他们的恐惧并提供支持，就有可能让他们留下来并克服困难。许多养育者事后告诉我们，带领者很小的举动对他们都有很重大的意义。

重要的是要记住，有些父母会取得巨大进展，也有一些可能只是刚刚起步或完成了一项小的改变，而这些都将为他们的家庭开启治愈之路。

参考文献

Bateson, G., Jackson, D. D., Haley, J.,& Weakland, J. (1956).Toward a theory of schizophrenia. *System Research and Behavioral Science, 1*(4), 251–264. doi:10.1002/bs.3830010402

Bharadwaj, P., Pai, M. M., & Suziedelyte,A. (2017). Mental health stigma. Economics Letters, 159, 57. Boachie, A., & Jasper, K. (2011). *A parent's guide to defeating eating disorders: Spotting the stealth bomber and other symbolic approaches.* London, UK: Jessica Kingsley.

Corrigan, P.W., & Miller, F. E. (2004). Shame, blame, and contamination: A review of the impact of mental illness stigma on family members. *Journal of Mental Health, 13*(6), 537–548.

Foroughe, M., Stillar, A., Goldstein, L., Dolhanty, J., and Lafrance, A. Brief EmotionFocused Family Therapy for parents. Submitted to the *Journal of Marital and Family Therapy*, October, 2017.

James, W. (1890). *The principles of psychology* (Vol. 2). New York, NY: Henry Holt and Company.

Kintner, M., Boss, P. G., & Johnson, N. (1981). The relationship between dysfunctional family environments and family member food intake. *Journal of Marriage and the Family, 43*(3), 633–641. doi:10.2307/351764

Morrissey-Kane, E., & Prinz, R. J. (1999). Engagement in child and adolescent treatment: The role of parental cognitions and attributions. *Clinical Child and Family Psychology Review, 2*(3), 183–198. doi:10.1023/A:1021807106455

O'Brien, K., Bracht, M., Macdonell, K., McBride, T., Robson, K., O'Leary, L., . . . Lee,

S. K. (2013). A pilot cohort analytic study of family integrated care in a Canadian neonatal intensive care unit. *BMC Pregnancy and Childbirth, 13*(1), S12.

Oxford English dictionary. (2009). Oxford: Oxford University Press.

Post, B. B. (2009). *The great behavior breakdown.* Palmyra,VA: Post Institute.

Rushton, F. E., & Kraft, C. (2013). Family support in the family-centered medical home: An opportunity for preventing toxic stress and its impact in young children: Child health care providers offer valuable support and connections for families. *Child Abuse & Neglect, 37,* 41–50. doi:10.1016/j.chiabu.2013.10.029

Stillar, A., Strahan, E., Nash, P., Files, N., Scarborough, J., Mayman, S., . . . Marchand, P. (2016). The influence of carer fear and self-blame when supporting a loved one with an eating disorder. *Eating Disorders, 24*(2), 173–185.

Vandereycken, W., Kog, E., & Vanderlinden, J. (Eds.). (1989). *The family approach to eating disorders.* New York, NY: PMA Publishing.

Wagner-Moore, L. (2004). Gestalt therapy: Past, present, theory, and research. *Psychotherapy:Theory, Research, Practice,Training, 41*(2), 180–189. doi:10.1037/0033-3204.41.2.180

第 5 章

处理父母的阻断

米丽丝·福鲁格

劳拉·戈尔茨坦

Emotion
Focused Family
Therapy with
Children
and Caregivers
A Trauma-Informed
Approach

简介

前述章节定义了养育者和临床医生可能遇到的阻断，并介绍了"处理"或修通阻断的方法。"处理"指的是 EFT 的情绪变化阶段，即帮助个体在治疗环境和现实生活中识别、表达、调节、反思以及处理情绪。

修通家长的阻断是一种可能引发临床医生焦虑的心理治疗技术。在本章中，我们会深入讲解在修通阻断时涵盖的概念和技术，提供案例示例，与临床工作者分享实践技巧。虽然本章聚焦的是父母的阻断，但对于临床医生来说，通过督导和朋辈支持修通自己的阻断是同样重要的（参见第 2 章）。本章的很多主题对于来访者和治疗师同样适用。

阻断的意义

由于 EFFT 的核心重点是支持养育者帮助孩子摆脱心理困境，临床医生无疑会面对来自父母的恐惧和阻断，以及他们自己作为临床医生的阻断。"阻断"或"阻断者"一词通常具有否定意味，因此需要强调的是，"阻断"的出现总是不可避免的。在个体生命中的某个节点，这些"阻断"是具有适应性的。从依恋和创伤视角来看，阻断由儿童早期形成的内在工作模型发展而来（Main, Kaplan, & Cassidy, 1985; Bowlby, 1980, 1988），是个体的一种保护性应对策略（详见第 6 章）。

为了凸显阻断是"源于生存需要"的重要性，EFFT 的治疗师会将其看作"保护者""守护天使"或"痛苦的载体"，并以一种接纳、认可的方式讨论阻断。治疗师将"阻断"看作一种必不可少的警示灯，就像交通信号会提示人们在不安全时要停下来一样。人们必须迅速学会遵从这些信号，否则就可能陷入危险之中。在来访者生活中的某个时刻，遵从这些信号是适应当时情景的。但现在这些信号却成为一种阻碍，它们迅速阻断情绪，当事人却毫无察觉。临床医生的首要工作就是帮助养育者将被阻隔的情绪引入意识层面，这样他们就不会困在某个不符合当下情景的、基于生存需要的自动化反应之中。为了促进转变的发生，治疗师必须对依恋模式的代际传递进行干预（如图 5-1 所示）。

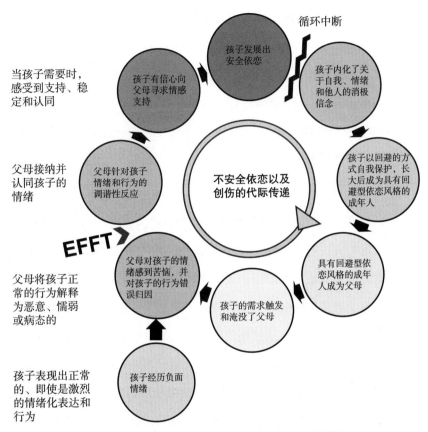

图 5-1　创伤和不安全依恋的代际传递：打破循环

探讨阻断

如果父母自身有暴力创伤史，而治疗方案要求他们对脾气暴躁的八岁孩子设定限制，父母可能会回应说："我做不到。他太暴力了！他发了很大的脾气而且对我出言不逊——我都被震惊到了。"
这种情况被概念化为"阻断"，父母会因此无法对孩子的需求做出
坚决和恰当的反应。接着，治疗师会在 EFFT 框架内确认这个阻断
并对父母说："难怪！当然了！你头脑中的声音让你震惊了——这
是曾经拯救过你的声音。"这是完全接纳来访者阻断的一种方式，
而不是试图与来访者争论事情的合理性。认可阻断不仅减少了治疗
师感受到的、来自来访者的阻抗，还会让来访者感受到治疗师对他
们生活经历的认可，从而促进咨访关系。

虽然有时我们无法了解到父母的成长史，但可以使用同理性猜
测与父母核对，也可以通过与他们阻断的信息调谐，尝试了解他们
的经历和感受。治疗师不需要了解整个故事，尤其是在短期的工作
坊中，父母可能没有机会与我们分享复杂的经历。但治疗师可以
通过直接提问、直觉或猜测的方式，了解在他们生命早期的某个
时刻，可能发生过创伤事件或不易察觉的功能失调。从创伤知情
（trauma-informed）的角度来看，重要的不是创伤本身，而是创伤
对个体的影响。

代际传递：案例分析

凯蒂在温暖安全的环境中由父母抚养长大。她的祖父沃尔特是
大屠杀的幸存者，事实上，他是 23 口之家中唯一的幸存者。1945
年集中营解放后，沃尔特前往纽约开始了新生活。几年后，他结婚

并育有两个儿子，作为工厂厂长，他在职业生涯中也取得了成功。沃尔特在工厂的长时间工作同时意味着他很少有时间照看孩子，即使在家他也是一位不苟言笑的家长。他为家庭提供物质需要，但很少表露情感，也不会主动与孩子亲近。他的生活经历教会了他努力工作的价值，正是这种价值让他生存下来。沃尔特把他的职业价值观传递给了他的孩子们，孩子们都取得了很高的成就。当他的儿子放学回家向他展示 95 分的成绩单时，沃尔特不会表扬他，而是会问："剩下的 5 分呢？"

沃尔特的回应"剩下的 5 分呢"，并不意味着他不为儿子感到骄傲；相反，这是一条充满爱和关怀的信息。他鞭策儿子全力以赴、尽可能做到最好，因为在他看来，这一价值观将确保儿子在充满不确定性和危险的世界中得以生存。在沃尔特的经验中，这个世界充满了变数，容不得半点差错。

传承到这个家族的下一代，沃尔特的儿子杰里米把家族的教训传给了自己的女儿。凯蒂在"严厉但有爱"的家庭中长大，她接收到的信息是，"你必须努力。如果你想要什么，就必须自己去赢得它。"从她的家族历史来看，这种观点无可厚非。需要"赢得"的主题渗透到凯蒂日常生活的许多方面。如果她在杂货店排队想要一块巧克力，父母会告诉她，她没有资格得到这块巧克力，因为她需要去自己"赢得"。对于凯蒂的父母来说，他们同样在通过这种方式向女儿表达关心的信息，并希望在教养女儿的过程中向她灌输相同的原则和价值观。然而，这种关心和善意在凯蒂成年后的生活中成了一个"阻断"。她开始觉得自己很懒惰而且没有价值，除非她能一直"赢得"生命中重要人物的认可。虽然凯蒂接收到的信息在她的原生家庭中可能是具有适应性的，但就凯蒂的个性而言，这些信息变得不再适应。凯蒂有时会经历抑郁发作，努力想要摆脱永远觉得自己不够好、不配拥有美好事物的生活。

我们可以通过这个案例来审视代际模式的呈现。三代人都认为努力工作是生存的必要条件，但只有其中一代人通过亲身经历，将这一观点转化为现实的生活经验。接下来的两代人认为，只有努力工作才能从主要养育者那里获得认可、亲密、安全和保护。并非所有"阻断"都源于重大的创伤事件，如儿童虐待、重大丧失或其他令人恐惧的经历。更常见的情况是，阻断是个体早期适应性行为的不良泛化。阻断是个体为了尽可能让自己感到安全、安心以及与主要养育者保持联结而发展起来的机制。如果脱离这个情境，这种机制就会变得不适应，并且可能"阻断"我们为了帮助孩子调节情绪所做的支持性努力。父母在自己儿童时期学会的技能，可能并不是他们现在帮助自己的孩子克服心理健康问题所需的技能。为了说明这一点，当阻断出现在父母的意识中时，我们会用轻松的语气询问他们是否想让自己六岁的内在小孩来照顾如今眼前的孩子。大多数父母都能看出，让自己的内在小孩来负责照顾孩子或履行其他"成年人"的责任或义务是多么不合逻辑。然而，仅仅谈论这个问题是不够的，我们需要帮助父母真正感受和处理导致阻断的旧情绪。

如何识别父母的阻断

阻断实际上是治疗过程中的阻碍或障碍。当父母为孩子寻求治疗时，他们有一个明确的目标，即希望孩子的健康得到改善。在最初的咨询中，父母在回答类似于动机式访谈的问题时，通常会告诉我们，他们"愿意做任何事情"来帮助孩子改善或康复。于是，我们的治疗工作会用各种办法帮助孩子减少症状、支持孩子的情感并尽可能满足孩子的需求。育儿并不需要做到完美，有时改变甚至不需要很大，但每当父母的情绪反应或行为不能服务于治疗目标时，就可被视作阻断。最初，对于有创伤史的父母来说，一个常见的阻断是"不要参与治疗"。造成阻断出现的原因有很多，可以是对痛苦或羞耻的恐惧，如"这对你来说太痛苦了""你修通不了，这会显得你很无能"；也可以是憎恨，如"你不应该参与，孩子需要为自己负责，当你还是个孩子时也没人这样帮过你"；或者是害怕被拒绝，如"如果你参与进来，孩子会恨你"。这些驱动阻断的潜在情绪是强烈的，尤其是对于有家庭内部创伤史的父母来说，这些情绪也会干扰治疗。

父母阻断对治疗的干扰

患有进食障碍的孩子需要喂食，任何关于喂食的恐惧或担忧都是一种阻断；患有严重抑郁症的青少年需要得到深度的认可，然后逐渐走出卧室并重新融入社会，父母对于扮演症状终结者和情绪教练角色的担忧是一种阻断；父母离婚四年后，孩子仍在努力适应生活，他需要的是充分表达自己的愤怒、悲伤和羞耻，如果父母因为不愿为孩子的痛苦负责而不能认可这些情感，那这就是一种阻断；在学校曾经遭受拒绝或欺凌的孩子，可能需要父母正视自己的负面情绪，如果父母觉得认可孩子的体验太痛苦，他们只能在一旁为孩子加油助威，这也是一种阻断。

父母阻断的主要类型

父母的阻断可以分为两大类：设定限制的阻断和表达同理的阻断。父母可以通过多种方式向我们"传达"他们的阻断。例如，父母可能在"椅子工作"中直接表达犹豫，如"我不能这么说"或"那么做没有用"；或通过向我们讲述家庭中发生的故事，如"每次我试图和他谈话，他就对我大喊大叫，然后我就被震惊到了"；或通过他们的非语言行为，如当治疗师要求父母在空椅子中想象他们的孩子时，父母的身体变得紧张、向后仰，似乎表现出害怕或不情愿。无论阻断以何种方式传达，这都是临床医生干预的标志。阻断告诉我们，父母在那个时刻需要我们的帮助，帮他们修通这种情绪（尽管这种情绪可能尚未命名）有助于父母进一步帮助他们的孩子。这是逐级调节（cascading attunement）的过程，意味着临床医师会通过与家长的情绪调谐帮助他们处理情绪，随后家长也会调整自己与孩子的情绪调谐。这是情绪聚焦家庭治疗的核心干预过程，它强调了家长是帮助孩子满足情感需求的最佳人选，而家长只需要处理好自己的情绪阻断。

设置限制的阻断

当父母在设定限制方面遇到更多困难时，他们可能会害怕面对孩子对"不"的情绪反应，或者担心中止孩子的不良行为或症状表现会引发对抗。父母对于对抗的想法和孩子的极端情绪反应会感到非常可怕，或感到过度内疚和不知所措。通常情况下，在设定限制的阻断背后，父母感受到的情绪是恐惧——对拒绝的恐惧、对失去的恐惧、对内疚的恐惧或更深层的核心恐惧。我们可以将在设定限制方面遇到困难的父母概念化为更基于恐惧的问题。[①] 举例说明：

- 不要和孩子谈论过去，如果你这么做了，他就会爆发，并且你将无能为力；
- 不要限制孩子使用电脑，否则他最终会憎恨你；
- 不要太严格地执行家规，因为孩子最近过得很不容易，你只会让情况变得更糟，孩子会很沮丧，你也会因此感到内疚。

表达同理的阻断

同样，当孩子出现强烈的情绪反应，而父母在表达同理方面遇

---

① 注意这些想法的普遍议题主要是基于父母的恐惧。

到更多困难时，他们可能会认为自己不擅长做情绪指导，这不是他们的强项。而且父母担心一旦试图表达同理，可能会让孩子在强烈的情绪波动中变得更加脆弱。有些父母不确定支持或认可的表达会让孩子如何看待他们。他们担心给孩子留下脆弱或过度软弱的印象，害怕"过度赋权"可能会让孩子大发雷霆、语出伤人，并责怪父母。许多有此类阻断的父母很难耐受被指责，当要求他们参与关系修复的任务，包括向孩子道歉的任务时，他们会有强烈的负面情绪反应。举例说明：

- 不要认可愤怒，否则孩子会认为自己可以经常生气；
- 别道歉，因为如果你这么做了，你的女儿会利用这一点，动不动就会责备你；
- 不要给予孩子情感支持，你做不到，并且会让你看起来很脆弱。

在表达同理方面遇到困难的父母往往容易感到羞耻，而在设定界限方面遇到困难的父母则更多地感到恐惧。第 7 章中的内容可以帮助父母和临床医生区分这两种风格。当然，所有分类都是基于议题和模式的总结。一些父母可能有"混合"的阻断。对临床医生来说，最重要的是理解父母内在的恐惧、羞耻、愤怒、怨恨和悲伤，这些通常是能否阻断父母修复亲子关系、提供必要的情感支持、设定限制和中断孩子心理疾病症状的因素。

案例示例：处理家长的阻断

一位名叫苏珊的母亲，因为她的女儿娜塔莎的问题而参加了一次专门针对家长的咨询。娜塔莎被诊断出边缘型人格障碍，有自杀的意念，与朋友疏远，每周都会经历情绪崩溃。苏珊认为只有专业人士能为女儿提供最好的照顾，所以她一直不愿意亲自和女儿一起参加情绪聚焦家庭治疗。

苏　珊：请告诉我，你会怎样帮助我的女儿。这个问题已经困扰我太久了，但毫无进展。我无能为力，她真的需要专业人士的帮助。

治疗师：好的，今天我想尝试一些不同的方法。请你坐在这把椅子上，扮演那个告诉自己什么也做不了、娜塔莎需要专业人员帮助的人。

苏　珊：好的。[换到另一把椅子上，作为阻断者对自己说话] 我什么也做不了……

治疗师：成为那个部分，对自己说"你什么也做不了"。

苏　珊：好的……[对自己说话] 不管你做什么都帮不了娜塔莎。

治疗师：不要试图帮助她，因为如果你这样做……

苏　珊：[对自己说] 不要试图帮助她，因为如果你这样做……你只会失败。你没有学过，也不知道如何让她变得更好。她已经偏离正常轨道太远了，你在这个时

候做任何事情都没有任何作用。只需要将她送到心理
医生那里，让他们处理。如果你试图帮助她，只会让
事情变得更糟，并让别人认为你是一个糟糕的母亲。

治疗师：好的，现在换过来。[苏珊坐在自己的椅子上] 听到
刚才的话你感受到了什么？你的内在发生了什么？

苏　珊：我完全同意。我们来找你是希望你能让她变得更好。

治疗师：好的，现在我想让你想象一下，娜塔莎坐在对面的椅
子上，告诉她，你觉得确实是这样，你不是那个能
帮助她的人，因为你内心的一部分我们称之为"阻断
者"，不想被当成坏妈妈。

苏　珊：什么意思？我不能对她这么说。

治疗师：我知道这么说很难，但我需要你说出来。如果你愿
意，你甚至可以说"是治疗师让我这么说的"。

苏　珊：[对想象中对面椅子上的孩子说] 我同意阻断者说的。

治疗师：告诉她你要做什么。对她说"我会继续带你去找这个
治疗师，因为你已经陷得太深，我无法帮助你。我害
怕感到羞耻，所以我将让你一个人去面对。我不能帮
助你，因为我不想冒失败的风险"。

苏　珊：我永远不会对我女儿说那样的话，绝对不会。

　　在这个案例中，治疗师做了什么？她是否对母亲太苛刻了呢？
起初，治疗师让父母坐在椅子上工作，以唤起他们对孩子或治疗过

程的情绪，这可能会让父母感到不舒服或有些冒险。这个案例表明，EFFT 的治疗过程使这位母亲清晰地意识到自己的行为向女儿传递出的信息。当家长意识到这一点时，就会开始明白自己的行为和不作为，实际上已经向女儿传递了一些信息。这可能需要多次干预，同时我们注意到，对于有核心非适应性羞耻感的母亲来说，可能尤其具有挑战性。然而，在治疗师的支持下，这位母亲会在体验中感受到自己对羞耻的恐惧，随后很快就对女儿产生了同情。通过这种方式，处理了母亲因为羞耻而感到恐惧的情绪体验。在 EFT 中，将其概念化为用情绪处理情绪，并且只有激活原发情绪时才能实现（Greenberg, Rice, & Elliot, 1993; Greenberg, 2012）。父母对孩子的同情是一种更强烈的情绪，当这两种情绪相互竞争时，同情可以替代父母对羞耻的恐惧。理想的治疗结果是，父母之前对参与治疗的抗拒会得到软化，他们将更有能力参与到帮助孩子康复的任务中。在此过程中，家长的漠视、对孩子治疗进展的要求，以及在面对有难度的任务时指责他人（包括临床医生），都可能激活"临床医生的阻断"，临床医生需要对此保持觉察并寻求支持。

"别道歉"任务

尽管养育者一开始承诺他们会"不遗余力"地帮助孩子，但作为 EFFT 的临床医生，我们有时会面临某种似乎无法克服的特定阻断，这种阻断对所有干预都表现出抵抗，即他们无法做到或不愿妥协。这是一个"例外"——是养育者的底线，实际上他们在说"我什么都愿意做……除了……"。这些强烈的信念往往围绕着他们的前任伴侣或父母。"别道歉"任务结合了处理阻断和关系修复的过程。即使对方行为不当，这个任务仍会要求家长为疏离的关系、未被原谅的重要他人或任何他们一直感到痛苦的事情承担 100% 的责任。这种道歉是为了孩子的健康。例如，EFFT 的干预过程可能会让父母意识到，孩子因为父母之间的敌意而感到痛苦。当孩子知道其中一位父母指责或怨恨另一位父母、祖父母或其他家庭成员时，他可能会因此感到不安，并在人际关系、家庭生活以及对世界的看法中滋生出不安全感。一个在心理疾病中挣扎的高敏感的孩子，尤其会受到家庭环境和与所爱之人之间关系的影响。尽管这很容易理解，但仅仅告诉一个愤怒的家长为了孩子的健康要宽恕他们的前任伴侣仍然是不够的。"别道歉"任务是一种体验式的椅子练习，适用于当父母不能自愿宽恕或放手时使用。这个任务有助于"自我"与"牢牢抓住痛苦的自我"的两个部分实现对话。

当养育者被要求承担"激进"的责任时，感觉很像是治疗师在要求他们自我指责。但是，真正的道歉是为了治愈他人，而不是沉溺于自责。在道歉时，养育者需要自我赋权，并重新获得拥有自主权的感觉。如果他们的道歉源于自责，或者只是因为被要求而道歉，那就需要进一步的处理，使他们能够宽恕自己。一旦宽恕了自己，道歉会更加真实可信。所有的宽恕都是自我宽恕。

案例示例："别道歉"任务

在这个案例中，治疗师邀请一位患有进食障碍的孩子的母亲向前夫道歉，由此开始治愈他们之间的关系。这位母亲不仅立即拒绝道歉，还列举了前夫的种种劣迹，并坚持认为应该要求前夫向她道歉。

> 治疗师：让我们做一些尝试。坐在这把椅子上，成为那个告诉你不要向罗恩道歉的那部分自己。
>
> 妮　娜：你不欠他任何道歉，看看他所做的一切。
>
> 治疗师：没错，所以告诉自己"别道歉"。
>
> 妮　娜：[对自己说] 别这么做，不要对他说抱歉。
>
> 治疗师：因为如果你这样做……
>
> 妮　娜：那就是撒谎！
>
> 治疗师：没错。不要给他一个真正的道歉！因为如果你真的道歉……
>
> 妮　娜：[对自己说] 你不会真的道歉，因为你不会原谅他。
>
> 治疗师：就是这样！不要向他道歉，因为那意味着你在原谅他，如果你这样做了，会发生什么？
>
> 妮　娜：[对自己说] 如果你原谅他……你会疯掉！他伤害了你这么多。
>
> 治疗师：没错，你很受伤。牢牢抓住这个伤痛，别放手。如果你做了类似于道歉和原谅这样疯狂的事情……那会

是什么感觉？那意味着什么？告诉自己你因此会失去
什么？

妮　娜：［对自己说］你会失去你的自尊心、你的自我价值！
这意味着你要为所有事情负责。

治疗师：没错。你会感到责任重大。

妮　娜：［对自己说］而且你讨厌那种感觉！［告诉治疗师］
我不喜欢犯错。

治疗师：没错，所以告诉自己，如果不原谅，那该做些什么。

妮　娜：［对自己说］保持你的立场，保持你的警惕［声音嘶
哑］。用他讨厌的批判的眼神看他［笑］……不断地
告诉他，他是个坏人。

治疗师：现在坐到这把椅子上把你的想法告诉你的女儿。告诉
她，无论女儿的感受如何，你都不会原谅她的父亲，
你都会抓住痛苦不放。

这个练习的目的，除了赋予父母更多力量、减轻他们的情感负
担外，还在于解除孩子由于感知到父母所经历痛苦的负担。在美
国职业棒球大联盟球员罗伯特·艾伦·迪基（Robert Alan Dickey）
所著的《无论我飘到哪里：寻找真相、真实和完美掷球的探索》
（*Wherever I Wind Up: My Quest for Truth, Authenticity, and the Perfect
Knuckle Ball*）一书中（2013, p. 269），他引用了自己的治疗师斯蒂
芬·詹姆斯（Stephen James）的一段话：

如果你不愿意面对内心的恶魔——如果你找不到勇气去面对你的恐惧、痛苦和愤怒——那你不妨把它们用蝴蝶结包好，送给你的孩子。因为他们将承受同样的痛苦……除非你愿意付出努力去改变。

处理家长个体咨询中的阻断

家长个体咨询实际上是 EFFT 针对家长的单独指导。这些咨询可以与孩子的治疗同时进行，也可以作为独立的家长指导干预，或在孩子拒绝接受治疗时提供。在家长个体咨询中，除了采用情绪教导、关系修复和修复练习步骤之外，还包括心理教育和处理阻断。在每次咨询中，临床医师可以通过身体雕塑，让家长练习同理、确认或设定限制，并处理可能出现的阻断。

身体雕塑

在家长咨询中，身体雕塑是非常重要的，因为很多信息是通过身体语言和其他非语言线索传递的。临床医生可以要求家长分享最近一次与孩子之间出现的不愉快事件。例如，面对患有注意力缺陷多动障碍的学龄儿童，家长可能觉得自己无法有效地限制孩子使用电子设备的时间。当家长分享在家中的常见情形时，临床医生会注意家长的身体语言、姿势、语调和其他副语言以及非语言行为，这些行为可能与期待的结果不一致。如果一位家长需要为孩子设定有效的限制，但他们的身体转向一侧，好像准备逃离房间，肩膀前倾，传达给孩子的信息反而是"我担心事情会变糟，而且我不太有信心能够有效地实施这些限制"，那么孩子可能不会认真对待家长的话。临床医生引导家长注意他们的身体语言，并根据情景给予纠正性反馈，可以提高家长的自信心，从而使孩子更有可能相信家长言出必行。

在进行雕塑任务时，临床医生还可以关注家长可能出现的阻断。家长是否难以果断行事？他们是否感到害怕？或者他们是否显得冷漠，很难表现出同情心？如果家长需要身体雕塑之外的练习，临床医生可以根据这些浮现的主题，使用更多方法支持家长处理阻断。

在工作坊中处理阻断

为了在团体工作坊中帮助养育者处理阻断，治疗师需要创造一个避免责备、感觉安全、具有支持性的环境。避免责备和"去污名化"是 EFFT 工作坊一直强调的主题。从工作坊一开始，治疗师就会指出养育者在参加工作坊时经常会感到的恐惧，例如害怕被他人评判、害怕成为最糟糕的父母，或者害怕没有人的孩子像他们的孩子一样情况很严重。在进行每个体验性练习之前，治疗师会分享他们自己生活中的个人经历，以示范没有养育者是完美的、家庭意味着宽恕，以及参与 EFFT 模型任务是一个适用于所有人终身学习的过程。

在工作坊中邀请参与者进行"椅子工作"时，也可以让工作坊中的其他养育者扮演"阻断者"的角色。阻断者的椅子放置在家长椅子稍微靠后的侧方，孩子椅子则放置在家长椅子的正前方，面对家长的椅子。在治疗师的引导下，一位家长从情绪指导、行为 / 康复训练或关系修复中选择一项任务开始体验。联合治疗师或另一位家长可以坐在孩子的椅子上扮演孩子。在体验过程中，治疗师会询问家长在表达时的感受，孩子对此的回应，以及阻断者应该说些什么。治疗师在整个过程中为家长和阻断者提供指导。

在"椅子工作"中，为了让家长在现实生活中更好地实践，我们要指导"孩子"不要轻易解决任务，而是尽可能让情境对家长更具挑战性。除此之外，治疗师需要引导阻断者在他们的角色中表现得非常坚定，因为对于一些更胆怯或试图避免产生任何负面情绪的家长来说，这可能是一个挑战。此练习有助于处理养育者的情绪，因此情绪必须被激活和可处理。此练习还为工作坊中的其他参与者提供了技能实践和学习的机会。第一位自愿进行"椅子工作"的家长需要很大的勇气，其他家长通常会在练习结束后，对这位家长表示赞赏和感激之情。

案例示例：养育者工作坊

在这个案例中，治疗师正在与坐在"家长"椅子上的参与者交谈（除非另有说明）。父亲 TR 参与工作坊是为了帮助他五岁的女儿杰奎琳。虽然登记表上显示孩子有分离焦虑，但 TR 对女儿的描述是多动、攻击性强、脾气暴躁。TR 曾往返于美国和加拿大打一些零工，每次只能与他新成立的家庭待几个月。他现在已经永久地居住在加拿大，但一直无法与杰奎琳建立情感联结。当杰奎琳的母亲不在身边时，孩子会变得焦虑；而当母亲在时，孩子又会非常依赖。TR 经常对杰奎琳的行为非常生气，惩罚方式也非常严厉。在下面的情节中，治疗师建议他们从道歉练习开始。

> TR：所以，我知道因为我的成长方式，让她更难了……我是更具有攻击性的类型，我承认。我妻子曾说，她认为我之所以这么有攻击性，更多是因为我觉得她在戏弄我，这就是为什么我这么……［手部动作显示他很激动］

> 治疗师：激动。

> TR：是的。所以这是我现在最大的问题。

> 治疗师：嗯。你想要道歉的是……

> TR：对她发脾气？

> 治疗师：对她发脾气。好的，好的。她有时确实太黏妈妈了，就像……好像真的不想放手……

TR：就像重新回到子宫里……她就想待在那儿。[笑]

治疗师：不安全感，是吗？好的，等一下我们会安抚她。但我们先来为发脾气道歉。我猜作为你的阻断者的那部分会说"孩子不应该这样，如果我是一个孩子，这是不可能发生的"，就好像回到那种强硬的育儿方式，或者……

TR：是的，就是这样！

治疗师：[对大家说]好的！哪位觉得自己可以胜任这个任务？用那种老派的育儿方式……[工作坊中出现一位志愿者。这位家长在此前的一次体验练习中曾经与TR合作，当时他是参与任务的家长，而TR是他的阻断者。]

治疗师：太好了，请上来！

阻断者：[拍了拍TR的肩膀]我来帮你。

治疗师：好的。好的，太棒了。那么接下来……[对坐在"孩子"椅子上的帮助者说]5岁……搬了很多次家还有很多……[对TR说]……还有什么需要我们了解的吗？

TR：她很挑衅……就好像我说什么她都想反对。

治疗师：对，经常顶撞你？但如果是道歉呢……让我们看看你觉得她会有什么反应，因为她以前从没有这样的经历。

TR：确实……我实在不知道她会有什么反应……

治疗师：是的，这是新的体验、全新的体验，我希望你能慢慢
来，我们真的很感谢你能道歉。请记住，这并不意味
着你不能再管教她，也并不意味着能解决所有其他的
问题。它只是……你只是因为对这个小女孩发脾气而
感到抱歉，可以吗？接下来，我想让你想象杰奎琳就
坐在那儿……

TR：［在椅子上往后坐了坐］

此刻我们已经可以观察到，当 TR 想象他的女儿坐在面前的座
位上时，他的情绪立刻被唤起了，治疗师与 TR 进行了核对。

治疗师：哇哦……当你想象她的画面时，你的内心发生了
什么？

TR：［笑］

治疗师：你确实往后坐了一点……

TR：我开始……是的，我开始觉得身体有些发热。胸口的
温度开始升高。

治疗师：嗯……嗯……是的。情绪立刻就被激活了……所以
你能不能……［对阻断者说］你能帮忙吗？告诉
TR"不要靠得太近……不要放松警惕……你需要保
护自己"。

阻断者：不要那么靠近，保护好自己。不要让她对你不敬。你

才是老大，你才是那个该控制局面的人。你必须让她明白，她不能主宰一切。

治疗师：是的。否则会怎么样？如果你不警惕起来，会发生什么？

阻断者：否则，就乱套了。否则……她会主宰一切，也就不会知道谁才是那个说了算的人。你将成为失败者……

治疗师：是的，是的。这意味着你变得软弱……你会变得很脆弱。

TR：[点头]

治疗师：你同意他说的吗？

[房间内响起笑声，大家的笑声有助于情景的正常化。]

TR：是的，就是他说的那样。好像他就在我的大脑中一样[笑声]。

治疗师：好的，好的[对阻断者说]，那就请你继续，继续提醒他要保护好自己。这是他真实的感受。[对TR说]现在你可以开始了。

TR：那我从哪里开始？

治疗师：首先，承认发脾气对她的影响。[引导进入关系修复任务的第一步]

TR：嗯……杰奎琳，我很抱歉，我被自己的愤怒情绪控制了。

阻断者：为什么你觉得自己需要道歉？你是家长，她应该尊
　　　　重你。

治疗师：[对阻断者说] 告诉他"不要对她道歉，否则她会不
　　　　尊重你，你会失去权力"。

阻断者：不要对你的孩子道歉，否则你就放弃了自己的权力。

　　TR：我知道我不应该把愤怒发泄给你，这和你根本没
　　　　关系……

[长时间的暂停]

治疗师："这一定让你觉得……"

　　TR：这一定让你觉得害怕和受到威胁……

阻断者：别这样做，这样非常危险。她必须尊重你！她必须学
　　　　会尊重你！

　　TR：……我对你那样大喊大叫…我不是故意的。

阻断者：她必须明白你是家长！她必须明白你是家长，你得让
　　　　她知道！

[此刻，TR 试图说正确的话，但他的身体已经被高度唤起，身
体向后退远离面前的孩子，他看起来很害怕、很僵硬。治疗师与
TR 核对。]

治疗师：我想确认一下……你感觉到了什么？

　　TR：紧张，我觉得紧张。

治疗师：你能转身面向你的阻断者吗？

[TR 把椅子转向阻断者。]

此刻，治疗师要求 TR 面对他的阻断者，使他能够直接处理听到这些话时出现的情绪。现在，治疗师将促进 TR 和他的阻断之间的互动，使阻断者放手，允许他继续完成关系修复任务。通过这个片段，我们将了解到他的阻断是如何形成的。

治疗师：[对阻断者说]好的，我想请你再说一遍。

阻断者：这是很危险的情况。你正在放弃你的权力。你必须让她知道谁才是老大。如果她不听你的话，就要付出惨痛的代价。

治疗师：[对阻断者说]是的……这意味着你实在是……可悲和软弱……

阻断者：你不能对一个五岁的孩子道歉，这太软弱了。她会脱离你的掌控，而你再也无法控制她。

治疗师：好的。我需要你做出回应。当你听到这些话时，你有什么感觉？

　　TR：嗯……我感觉到自己的挣扎。我挣扎的是……我应该生气并捍卫自己吗？

治疗师：好的，那挣扎的另一面是什么？

　　TR：意识到她只有五岁，你明白吗？她还是个小女孩……

治疗师：好的，你能告诉他吗，告诉你的阻断者。［指向阻断者］

TR：［对阻断者说］她才五岁，还是个小女孩，没有人应该受到这样粗暴的对待。

治疗师：［引导阻断者回应］你就是这样被对待的！［对 TR说］就好像你刚才说的，虽然我不了解你的过去，但也许……

TR：这并不意味着我这么做是对的。我不想把这种行为传递给我的孩子。

治疗师：［点头］告诉他。［指向阻断者］

TR：［对阻断者说］我不想让孩子继承这种特质。嗯……小时候我总是挨揍，我的愤怒问题可能和这个有关，但我并不想这么对待他们。

治疗师：你需要从自己的这部分［指向阻断者］中得到什么？仅仅在接下来的五分钟时间里，你需要他做什么？

TR：走开！［笑］别管我！别跟我说话！［对治疗师说］哇哦……不过这感觉太好了！

治疗师：我不知道过去发生了什么……是爸爸还是妈妈的问题……但是这部分的你好像很害怕，变得像是"我再也不要有那种感觉了。如果有人威胁我……哪怕是我的女儿……我也得让他们知道我的厉害"。所以，这就好像是你内在的小男孩，［指向阻断者］对吗？所以对他说点儿什么吧，让他安心。

TR：［对阻断者说］我不再需要你了。我可以自己做到。

治疗师：是的，想象一下，那是你五岁时的样子。他正在那儿挨打，并找到了一种通过提高警惕来保护自己的方式。现在我们告诉他"我不再需要你了"。他会怎么样？

TR：没用。他不会买账的！他会坚持到底的。

治疗师：是的，因为这是他从惨痛的经历中学到的教训。他必须保护你，那时候真的很可怕……

TR：哦，是的，非常可怕。

治疗师：是的。而且我不知道是爸爸还是妈妈……

TR：都不是，是我叔叔。

治疗师：好的，那真是可怕，你那时还是个孩子。就像你说的关于杰奎琳——你不想对她大吼大叫并且吓到她，你小时候也非常害怕。想象一下，如果那是发生在她身上的事情？

TR：不！那会让我很生气！我绝不希望她经历那些。

治疗师：是的，你想保护她。但是他［指着阻断者］没有得到保护，他想出了一个办法保护你。你对他有什么感觉？

TR：我觉得很难过。为他感到难过。孩子不应该经历这些。

治疗师：是的，你同情他，所以你能承认他当时有多害怕吗？

TR：这对你来说真的很可怕。我知道你为什么总是让我
提高警惕。那是很吓人的。你永远不知道会发生什
么……他会让你猝不及防。

治疗师：是的，所以你好像明白了为什么他这么快就让你提高
警惕……你能不能向你的这部分保证，你能处理好，
他不需要每次都跳出来保护你。你能告诉他吗？"我
知道你很害怕，但是我能行。我只需要几分钟来教育
我的女儿，然后我们可以再谈或者……"[TR 点头并
笑了]

TR：是的，你可以得到我整个晚上的关注，但我现在需要
马上让我女儿感觉到安全。给我五分钟。

治疗师：好的，让我们再试一次。现在转过去面对你的女儿。

TR：[俯身靠近，用更柔和的声音]嘿，杰奎琳……我想
告诉你，我知道你很害怕爸爸对你这样大喊大叫……

孩　子：是的。

TR：我对此感到非常抱歉。我希望我们可以回到过去……
你可以不在椅子上乱动吗？可以吗？

治疗师：你希望得到尊重，你也知道孩子会用身体来表达感
受，就像你刚才那样。当她乱动的时候，你是什么
感受？

TR：是的，我感到了同样的恐惧，就像她不尊重我一样。

治疗师：嗯，那你需要什么？

TR：不需要什么，我没事，我想把注意力放在她身上……
她需要我允许她感到害怕，因为这就是她乱动的原
因。孩子不会就只是坐着听这些吧……他们会吗？

治疗师：同意。通常孩子们不会就这么坐着……在五岁的时
候不会！［TR和观众都笑了］而且她仍然会听到你
在说什么。现在回到第二步，那么，这一定让你感到
非常……

TR：这一定让你很害怕。我不想这么做。我会尽最大努力
让它不再发生。

治疗师：先做第三步。给她一句真正的"对不起"。

TR：我为一直以来的做法感到抱歉。［轻描淡写的语气］

治疗师：再说一次。

治疗师要求 TR 重复，因为对 TR 来说，道歉是很困难的。TR
第一次道歉时显得很匆忙。第二次道歉时他更能感同身受了，而且
更用心了。

TR：我为所有的愤怒以及发泄愤怒的方式道歉。我为让
你感到害怕而道歉。我的愤怒很可怕，我为此感到
抱歉。

治疗师：告诉她你本应做什么，以及从现在起你将怎么做……
"当你表现不好时……我本应该……"

TR：我应该换一种方式。当你感到沮丧的时候，也许我应该安慰你而不是自己生气。我要是能早点参加这个工作坊就好了。我需要更好地控制自己的情绪。

治疗师：那么从现在开始……

TR：从现在开始，我将尽我所能确保这种情况不会再发生。

治疗师：[引导阻断者] 不要安慰她。她会对你不敬，你也会变得很脆弱……

阻断者：这根本没用！不要让自己变得软弱！你是家长，你是老大。你看，她现在甚至都不听你的！她扭来扭去的，根本无视你的存在！

TR：[回应阻断者] 你不要再烦我了。[微笑]

我们可以看出，TR 此刻并没有被他的阻断者唤起情绪。

治疗师：好的，那么告诉她，从现在开始，你将如何确保事情会发生改变，比如"事情不会是完美的，但我将确保你感觉……"你想让她感觉到什么，而不是害怕？

TR：安全。

治疗师：告诉她。

TR：我将尽我所能确保这种情况不再发生。我会更好地控制我的情绪。我希望你能感到安全和安心。我的职责就是让你感到安全和自在。

治疗师：嗯，我们不知道她现在会如何回应，因为这对她来说
　　　是全新的体验，而且她才五岁，所以你也许可以提议
　　　你们一起做点有趣的事情，你觉得怎么样？

TR：我可能会带她去吃牛奶和饼干！我觉得……我觉得好
　　多了。我的胸口不堵了。

治疗师：是的，一开始当你坐得很靠后的时候，你的胸口被堵
　　　得严严实实的。现在你向前靠着……［对孩子说］听
　　　爸爸这么说，是什么感觉？

孩　子：这给了我很大的安慰。当你告诉我，你的责任就是让
　　　我感到安全和自在时，我就觉得一切都会好起来，你
　　　会照顾我的。

治疗师：太棒了！而且［对 TR 说］，你在孩子到处乱动，甚
　　　至都没有看着你的情况下做到了这一切！！太了不起
　　　了！现在你是什么感觉？

TR：我感觉充满希望。真的充满希望！好像我不用再时刻
　　保持警惕，并且我可以成为我女儿的爸爸了。太感谢
　　了！我很高兴今天能参加这个工作坊。

　　通过这个案例我们看到，父亲 TR 在面对女儿和阻断者时情绪
是如何被激活的。很多在对话中激活的情绪并没有在逐字稿中记录
下来，但是他的身体语言、非语言线索以及他在工作坊中进行"椅
子工作"时的情绪是显而易见的。工作坊结束后，TR 显得如释重

负，轻松了很多。他在休息间歇与其他家长交谈时表示，参加这次工作坊是一次改变生活的经历。

总结

邀请来访者参与"椅子工作"，特别是用于处理家长的阻断，可以为家长提供具有深刻影响、带来积极改变的体验，而且这种工作方式在以来访者为中心和以情绪为中心的疗法中有着丰富的历史（Conoley, Conoley, McConnell, & Kimzey, 1983; Greenberg & Rice, 1981; Mackay, 1996; Maurer, 2012; Lafrance, McCague, & Whissell, 2014; Shahar et al., 2012; and Sutherland, Peräkylä, & Elliott, 2014）。无论是对于来访者还是临床医生，在最初使用"椅子"工作时（Robinson, McCague, & Whissell, 2014），都会不可避免地感到陌生或者尴尬。但是随着不断练习，临床医生会对直接与情绪工作感到更加适应和更有胜任力。通过阅读和回溯案例、练习第 7 章提供的工作表，并与同事一起处理可能出现的临床医生阻断，你很快就会发现，"椅子工作"技术对你和来访者来说都是处理情绪的强大工具！

参考文献

Bowlby, J. (1980). *Attachment and loss:Vol. 3. Loss, sadness, and depression.* New York: Basic Books.

Bowlby, J. (1988). *A secure base*. New York: Basic Books.

Conoley, C. W., Conoley, J. C., McConnell, J. A., & Kimzey, C. E. (1983). The effect of the ABCs of rational emotive therapy and the empty-chair technique of Gestalt therapy on anger reduction. *Psychotherapy: Theory, Research & Practice, 20*(1), 112–117. doi:10.1037/h0088470

Dickey, R. A. (2013). *Wherever I Wind Up: My Quest for Truth, Authenticity, and the Perfect Knuckle Ball*. New York, NY: Penguin Group (USA).

Greenberg, L. S. (2012). Emotions, the great captains of our lives: Their role in the process of change in psychotherapy. *American Psychologist, 67*(8), 697–707. doi: 10.1037/ a0029858

Greenberg, L. S., & Rice, L. N. (1981).The specific effects of a Gestalt intervention. *Psychotherapy:Theory, Research & Practice, 18*(1), 31–37. doi:10.1037/h0085958

Greenberg, L. S., Rice, L., & Elliott, P. (1993). *Facilitating emotional change:The moment by moment process*. New York, NY: Guilford Press.

Lafrance Robinson, A. (2014). *Examining the relationship between parental fears and accommodating and enabling behaviors in parents caring for a child with an eating disorder*. Unpublished manuscript.

Mackay, B. A. N. (1996). *The Gestalt two-chair technique: How it relates to theory* (Order No. AAMNN06010). Available from PsycINFO.

Main, M., Kaplan, N., & Cassidy, J. (1985). Security in infancy, childhood, and adulthood: A move to the level of representation. *Monographs of the Society for Research in Child Development, 50,* 66–106.

Maurer, R. (2012).The power of the empty chair. *The Journal for Quality and Participation, 35*(2), 10–11.

Robinson, A. L., McCague, E. A., & Whissell, C. (2014). "That chair work thing was great": A pilot study of group-based Emotion-Focused Therapy for anxiety and depression. *Person-Centered and Experiential Psychotherapies, 13*(4), 263–277. doi: 10.1080/14779757.2014.910131

Shahar, B., Carlin, E. R., Engle, D. E., Hegde, J., Szepsenwol, O., & Arkowitz, H. (2012). A pilot investigation of emotion-focused two-chair dialogue intervention for selfcriticism. *Clinical Psychology & Psychotherapy, 19*(6), 496–507.

doi:10.1002/cpp.762

Sutherland, O., Peräkylä, A., & Elliott, R. (2014). Conversation analysis of the two-chair self-soothing task in Emotion-Focused Therapy. *Psychotherapy Research*, *24*(6), 738–751. doi:10.1080/10503307.2014.885146

第 6 章

情绪聚焦家庭治疗与创伤：与回避型依恋风格的父母工作

Emotion
Focused Family
Therapy with
Children
and Caregivers
A Trauma-Informed
Approach

克里斯蒂娜·科代罗

莎拉·林恩·雷佩达

罗伯特·T. 穆勒

米丽丝·福鲁格

从事儿童心理健康工作时，我们经常会与家长一起工作。无论是在与孩子治疗结束前的那几分钟，还是接到孩子家长关切的电话，或者是我们主动邀请家长参与到治疗过程中。与家长合作总会面临一些挑战，尤其是如果我们的受训背景主要是针对儿童及青少年。在 EFFT 中，治疗师要求家长在孩子的治疗过程中发挥核心作用。虽然这对所有家长来说都是一个挑战，但对于那些有复杂家庭内部创伤史的家长来说，他们在学习成为情绪教练、行为教练，完成关系修复和促进孩子康复的任务中，常常会遇到更大的困难。这些父母通常表现为回避型依恋风格，这会极大地影响孩子的治疗过程。

具有回避型依恋风格的人依靠回避，或我们所说的"抑制策略"来保护自己免受心理痛苦和拒绝的伤害。他们想尽办法回避对情感的体验，避免想起与依恋相关的痛苦记忆、想法和情绪，并且不让自己在人际中表现出相互依赖、情感亲近和脆弱性。由于这些个体倾向于认为自己是独立、坚强和无须依靠他人的（Bartholomew & Horowitz, 1991; Eagle, 2006; Muller, 2010），即使他们或他们的子女面临严重的心理健康困扰并寻求治疗，他们也会对接受帮助持有防御态度。这些家长当然希望孩子能好起来，但他们还没有准备好面对在此过程中可能会感觉更糟，并且无法直面痛苦记忆的困难。对于有创伤史的家长来说，他们通常不相信自己会成为能够帮到孩子的人，因为他们需要保护自己和／或保护他们的孩子免受治疗过程中可能被激活的危险情绪的伤害。如果孩子可以找到其他人倾诉，家长就无须成为那个在情感和行动上支持孩子的人，家长也不必面对自己的创伤史、可能的失败以及帮助孩子时的无力感。

对于具有回避型依恋风格的父母来说，避免情感痛苦（无论是他们自己还是孩子的）很重要，因此对于他们来说，治疗可能充满挑战并使人情绪耗竭（Chu, 1998; Davies & Frawley, 1994），对治疗师来说也同样如此（Dalenberg, 2000; Muller, 2010; Pearlman & Saakvitne, 1995）。对于这一群体，从一开始就建立起强大的治疗联盟是相当困难的（Pearlman & Courtois, 2005; Muller, 2009, 2010, in press）。相应地，作为临床医生，即使我们成功地与他们建立了联盟，可能也很难保持。回避型依恋的父母可能会因为治疗联盟中形成的亲近感和同理而感到威胁，因此他们有时会采取保护性行动，如不参加治疗或采取其他疏离的方式。这样做的目的是避免在治疗师面前因呈现脆弱而感到危险，但这也减缓、中断了孩子的治疗过程。

激活与挑战

在本章中，我们总结了多年来在多伦多约克大学的创伤与依恋实验室进行的具体干预策略（Muller, 2009, 2010, in press），重点是治疗过程和创伤知情实践。这些策略包括解决有创伤史人群的回避问题、提高来访者在整个治疗过程中的参与度、与情绪工作以及将治疗关系视为与个体工作的核心。

通过临床实践中的案例示范，我们展示了"怎么做"可以有效地让具有回避型依恋风格的个体参与治疗，以及如何处理回避型防御和与依恋相关的痛苦记忆以及情绪。我们在创伤与依恋实验室的研究聚焦于家庭内部创伤和依恋，以及治疗过程和结果（e.g., Foroughe & Muller, 2012, 2014; Muller, 2009, 2010, in press; Muller & Rosenkranz, 2009）。我们的研究结果证实了治疗关系的重要性（e.g., Zorzella, Rependa, & Muller, 2017），并强调了父母积极参与孩子治疗的价值（e.g., Konanur, Muller, Cinamon, Thornback, & Zorzella, 2015）。我们的治疗方法优先考虑治疗关系、激活依恋系统，并挑战防御性回避。这种"激活与挑战"的方法逐渐让父母接触到他们的情绪触发因素，并在治疗师的支持下促进治疗改变，使父母为孩子的康复预先做好准备（Muller, 2010, in press; Foroughe & Muller, 2012, 2014）。

了解回避型依恋风格的父母

为人父母，可谓一生中最值得、但也最具身心挑战的经历之一。对于那些自己的童年时期建立在恐惧和虐待基础上的父母来说，亲子关系中对于亲近、亲密和脆弱的需要，可能会令他们十分痛苦（Foroughe & Muller, 2012）。照顾孩子会触发家庭内部创伤的早期记忆。为人父母从根本上直接挑战了他们依赖了多年的"抑制策略"。对这些父母来说，日常照顾孩子的责任已经令其感到相当困难，而在压力时期养育子女可能尤其令人不堪重负。这是因为维持回避策略需要大量的心理能量，而当依恋系统高度激活或反复承压时，回避策略就会开始崩溃（Dozier & Kobak, 1992; Edelstein & Gillath, 2008; Muller, 2010）。

如果没有孩子需要照顾，一位年轻的职场人士在度过了充满挑战的一天后，回到家可以通过独处、看喜欢的电视节目或喝杯酒来减压。然而有了孩子以后，孩子的需要理所应当地会被优先考虑，这种减压的"独处时间"自然会消失，或者在孩子睡觉后仅剩下寥寥几分钟。个人曾经依赖的"抑制策略"已经无法维持，父母可能会感到难以应付。对于有创伤史的父母来说，当一个不守规矩的两岁孩子表现出典型的情绪爆发时，他们可能会将其视为暴力和威胁。此外，面对孩子强烈的情感宣泄，出于照顾孩子的责任，父母无法再像小时候躲避家长的激烈爆发那样选择退缩和逃避。父母因此可能会感到痛苦不堪、情绪失调和无能为力。

回避型依恋风格的父母在面对孩子的情感需求时，可能会显得麻木不仁或无动于衷，常常会阻止孩子对于依赖性和脆弱性的表达（Foroughe & Muller, 2012, 2014; Muller, in press）。这些父母通常会弱化孩子的情感体验甚至是完全忽视。相比安全型依恋风格的父母，回避型依恋风格的父母在与孩子玩耍或互动时倾向于表现出更少的热情和支持，更多的控制和任务导向（e.g., Crowell & Feldman, 1988）。在治疗中，这些父母会面临更大挑战，因为他们现在面对的是孩子的心理健康问题、痛苦的情绪，以及有时让他们感觉不适的需求。例如，一个难以管教的幼儿需要父母的严格限制，但是父母却很难表现出权威；一个青少年对父母的离婚心生抱怨；又或者一个年轻人对父母一直没注意到自己多年前就患上了厌食症而感到愤怒。在一些案例中，具有回避型依恋风格的父母可能会对孩子过度反应，病态化孩子正常的行为和情感表达，认为他们的"高敏感型"孩子忍耐性差、过于敏感、过度索求、不服管教、难以安抚、难以教育……总之是有些问题的。还有一些父母可能会感到不知所措和恐惧，无法为孩子设定适当的限制，也无法在孩子难过时进行安抚。

在临床上，这种恐惧可能会以微妙的方式显露出来：

詹妮弗是一位年轻的母亲，她有一个四个月大的女儿丹妮拉。她最初来求助是因为女儿存在睡眠和进食困难。詹妮弗担心宝宝的生长和发育会受到影响，她报告说照顾丹妮拉让她精疲力竭、不堪重负。丹妮拉经常哭闹或拒绝母乳喂养，每次只能睡20分钟，并且自出生以来体重增长很慢。在家庭的临床评估和早期治疗中，詹妮弗总是用僵硬的手臂托着丹妮拉，让她背对着自己，还经常在参与治疗不久后就将她放在游戏垫上。当丹妮拉发脾气或大声哭泣时，亲子互动中的困难最为明显。虽然詹妮弗会立刻尝试抱起孩子或给孩子哺乳进行安抚，但詹妮弗在那一刻的面部表情看得出来她被吓到了，她的身体明显是紧张的，语调中透露着不安，忽高忽低，哺乳时为孩子提供的身体支撑或安全感也很少。

我们可以看到，作为对早期创伤的一种反应，詹妮弗的恐惧影响了她与孩子的互动方式。如果我们了解婴儿对母亲情绪状态的敏感程度，就不难想象丹妮拉可能会对母亲的行为感到很害怕（Main & Hesse, 1990）。事实上，尽管母亲试图安慰女儿，但丹妮拉仍然不能平静下来，这又加深了詹妮弗对于孩子以及身为人母的负面体验。

有些孩子会比其他孩子更情绪化、更易怒或更敏感。这些对于情绪的敏感性可能会触发回避型依恋父母对孩子表达不安情绪的恐惧。随着时间的推移，孩子的需求和父母反应方式之间看似微不足道的失调，可能会导致孩子发展出不安全的依恋（see Hesse & Main, 2006, for a review）。这些失调的例子包括忽视孩子寻求支持的需要、弱化孩子希望被认可的感受、被孩子吓住或做出威胁孩子的行为，或在需要设定限制和保持冷静时却过度关注情绪。养育者与孩子之间长期的失调可能导致孩子产生一个信念，即他们天生就有问题。尤其是对于那些特别敏感和情绪感受力很强的孩子来说，他们可能会感到自己的情绪是不恰当的、表达情感和呈现脆弱是不可接受的，当他们需要帮助时，他人是不可靠的。

父母对关系的表征（或称"内部工作模型"）通过上述方式传递到当前的亲子二元关系中。事实上，现有的大量证据表明，依恋模式的代际传递是相当可靠的（e.g., Crawford & Benoit, 2009）。具有回避型依恋风格的父母更有可能养育出不安全依恋，特别是回避型依恋风格的孩子（van IJzendoorn, 1995），而这些孩子成为具有回避型依恋风格父母的可能性也更高。这一点非常重要，因为不安全依恋类型对个体成长过程中的长期不利影响已得到充分证实，这些影响在认知、心理、社会功能和健康等诸多方面都有体现（e.g., Malekpour, 2007; Perry, Pollard, Blakley, Baker, & Vigilante, 1995; Wartner, Grossman, Fremmer-Bombik, & Suess, 1994）。

为了理解具有回避型依恋风格的父母，我们需要认识到父母回应孩子的方式源于他们自己的童年经历（如图6-1所示）。

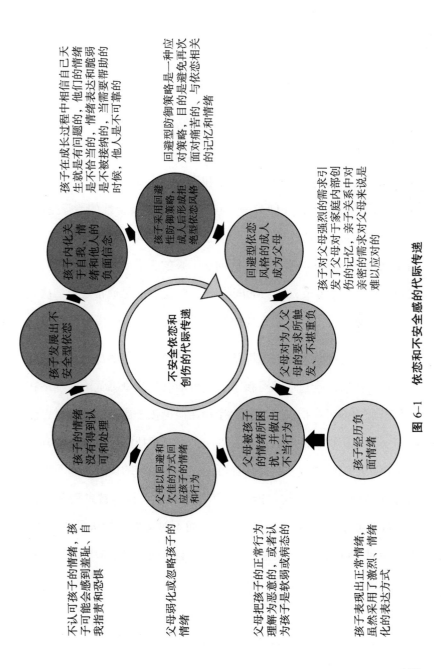

图 6-1　依恋和不安全感的代际传递

家庭内部的创伤经历可能会使父母曲解孩子的行为。虽然这种曲解旨在保护他们免于再次遭受创伤的痛苦，但也会导致他们难以预料的后果——阻碍了他们关注和满足孩子的情感需求。同样重要的是，我们还需要了解到，具有回避型依恋风格的父母依靠抑制策略来保护自己，以使自己免于回想过去，这些过去太痛苦而无法承受。为了让父母成为孩子心理健康和康复的主要推动者，我们需要优先考虑治疗关系，并创造一个具有支持性和安全性的治疗空间。在这个安全的空间里，我们可以验证和挑战父母的防御机制[①]，并帮助父母开始表达与自己的生活创伤带来的感受或未被满足的需要（Foroughe & Muller, 2012; Muller, 2010）。这些父母通常是第一次允许自己呈现脆弱，并开始重构他们对于体验和表达情绪的恐惧。

我们还必须注意不要过度认可父母或孩子。主要与儿童一起工作的治疗师有时会过度认可孩子，这可能会让父母感觉治疗师站在了孩子那边或者在指责父母。治疗师在谈论孩子遇到的困难时可能会对父母使用责备性语言，或者以一种只将责任归咎于父母的方式谈论孩子面临的挑战。治疗师也可能仅关注孩子的体验，而不顾及父母的经历和感受。这可能会让父母感到被忽视、被怠慢和被指责。如果我们只是强调孩子的观点，而不对父母进行认可和支持，不仅会对父母的自我效能感产生负面影响、加剧他们的罪恶感和羞耻感，还可能会破坏治疗关系。

---

① 在情绪聚焦家庭治疗中，"防御"指的是"恐惧和阻断"。

另一方面，主要与成年人一起工作的治疗师有时会过度认可父母，进一步通过被动地接受父母对孩子行为或情绪表达的谴责，而对孩子进行病态化或指责。在此过程中，治疗师可能忽视了对于父母自身创伤经历和抑制策略的识别以及直接处理，这实际上与父母回避型依恋相关的记忆、想法和情绪不谋而合；相反，我们可以在抱持性的治疗关系中帮助父母进入、探索和治愈他们深埋的情感创伤，帮助他们克服阻断，有效地支持孩子的心理健康和康复。正如弗赖伯格（Fraiberg）、阿德松（Adelson）和夏皮罗（Shapiro）简洁而优雅地陈述（1975）："当母亲自己的哭声被听到时，她将会听到孩子的哭声。"（p. 396）

识别回避型：常见的抑制策略

鲍尔比（Bowlby）认为，依恋行为具有生物学基础，其动机是与养育者保持亲密关系的需要，尤其是在面临真实或感知到的危险时刻（Bowlby, 1982, 1988; Bretherton, 1992）。基于此，我们可以看到回避策略对于具有创伤史的父母是具有适应性的（Freyd, 1996, 2001; Muller, 2009, 2010）。在生命的早期阶段，尽管个体是缺乏情感关怀和回应的，但抑制策略可以使孩子与其生存所依赖的养育者保持身体上的亲密接触。在随后的生活中，回避策略使父母能够远离与自身养育者相关的痛苦感受和创伤记忆，这有助于孩子维护对父母或养育者的看法并保持安全感。然而，当个体在青少年和成年时期继续使用回避策略时，这种策略会破坏新的关系并导致大量的个人和人际问题（Daniel, 2006; Edelstein & Shaver, 2004; Muller, 2010）。尽管父母的意图总是最好的，但为了继续保护自己免受情感伤害，这种策略可能还是会影响他们与孩子的关系。

　　我们如何在治疗中发现回避行为？为了阐述防御性的人际模式，我们现在将回到詹妮弗和她的宝宝丹妮拉的案例中。作为家庭治疗临床评估的一部分，詹妮弗完成了成人依恋访谈（adult attachment interview, AAI）——一种评估个体依恋心理表征（即"内部工作模型"）的半结构化工具（George, Kaplan, & Main, 1985）。在 AAI 中，治疗师会要求父母回忆与主要养育者的童年记忆，并反思这些早期经历如何影响了他们成年后的人格和行为。在被问及早期依恋经历时，詹妮弗使用概括性和时而理想化的术语来描述她与父母的关系（例如，在谈论父母时使用"正常"和"美好"的词语）。然而，她无法回忆起与这些词语相关的具体记忆，经常坚称记忆缺失了（例如说"我不记得"）或提供非常宽泛的回答。例如，当被要求分享一件具体的事情或记忆，说明她与母亲的关系如何体现"支持性"（她之前选择的一个词）时，她回答得很含糊："她只是……总是在那里，你知道的……因为她是一个全职妈妈。"

　　此外，在具体询问童年时父母管教她的经历时，她暗示了父母对她存在情感忽视和身体虐待，但在进一步询问时，她淡化了这种经历的影响或重要性。她面无表情地表示，父母严厉的体罚对作为孩子或成年人的她没有影响。詹妮弗还将父母对自己童年时期的管教经历描述为"没什么大不了的"和"那个时候很正常"。当具体询问到是否有任何创伤经历时，她否认有过任何相关经历，并再次表示在她的原生家庭中一切都是"非常正常的"，然后就想转移到下一个问题。

在随后的治疗中，经过多次治疗并在治疗师的支持下，詹妮弗开始慢慢揭开深埋她心底的痛苦的童年经历，讲述了她经历的严重的身体和情感虐待。起初，她仍然会淡化这些经历对她的影响。她以非常理性的方式谈论自己的记忆（例如，关注记忆中无关紧要的方面、家庭汽车的故障和昂贵的修理成本），并使用疏离或空泛的语言描述，比如"当时的孩子只是非常尊重父母"，从而使自己远离情感痛苦。有时，她在治疗中分享的悲伤和令人害怕的故事与她的情绪体验并不相符。例如，她在讲述自己因为在餐桌上打碎了杯子，被父亲用皮带狠狠抽了一顿时，不仅没有难过反而笑了出来。

通常，具有回避型依恋风格的父母会使用抑制策略来避免与依恋相关的情绪，并掩盖与其养育者早期关系的痛苦记忆。他们倾向于以矛盾、失衡的方式描述早期关系，尽可能弱化与依恋体验相关的痛苦感受或否认这些体验对他们成长造成的影响。当被问及时，这些来访者往往难以回忆或分享具体的童年记忆。在接下来的治疗中，当他们开始揭开自己的创伤性记忆时，可能会正常化这些负面经历，并维护对自我的觉知和形象塑造——坚强、有能力和独立。
表 6–1 总结了我们在与这类来访者工作中经常能看到的一些防御策
略。每一种防御策略都以某种方式保护了来访者免受巨大的心理痛
苦（例如，通过掩饰对信任他人或对强烈脆弱感的恐惧，或通过隐
藏自己被深爱的渴望，回避谈到这些渴望无法被周围人满足的事
实）。作为治疗师，我们应该问自己："防御策略可能满足了来访者
哪些需求？"然后，带着真诚的好奇心邀请来访者反思和理解他们
正在经历的一切。

表 6–1　常见的防御策略（EFFT 中的家长阻断或保护策略）

防御	来访者在治疗中的表现
防御性排除 痛苦回忆	• 使用概括性语言来描述依恋关系 • 难以回忆起具体的童年事件，坚称没有记忆 **示例** 当被问及早期依恋关系时，回答"我不记得了"或"没什么印象"
弱化	• 弱化创伤以及与依恋相关经历的情绪的重要性、长期影响、负面 　影响或严重性 • 试图将这些经历看待和描述为"正常" **示例** "我父母管教我们的方式还算正常……我的意思是……那个年 代……反正也没什么大不了的"
积极结束	• 弱化的一种形式 • 用积极的方式结束一个消极的故事，而没有意识到整个故事的不 　连贯性 **示例** 受到虐待或忽视的生活故事可能会被积极地总结为"这段经历还是 不错的，因为我变得更加坚强并学会如何照顾自己"

续前表

防御	来访者在治疗中的表现
理想化	• 用非常正面的语言描述父母或其中一方，但这与具体事件或记忆不相符 • 将虐待或情感忽视的父母理想化是很常见的 **示例** 一位妈妈在不久前被描述为暴力和抑郁，但在后来的 AAI 中，她突然被描述成："是啊，妈妈是一个非常了不起的女人……你知道……她忍受了别人扔给她的所有垃圾。"
理智化和避免直接谈论感受	• 将注意力从情感转移到对经历的认知、与依恋无关的主题或行动上 **示例** 可能会专注于或完全转向非威胁性问题的主题，如财务或法律困难。或者可能会过分投入工作，以至于牺牲了恋爱关系
自我感知为独立自主、坚强、正常	• 拒绝帮助和保持防御 • 难以承认需要帮助，或可能仅寻求缓解症状的帮助（例如，睡眠困难或在工作中注意力不集中）而拒绝深入的探索 **示例** 当面临压力时，来访者可能会与人保持距离、孤立自己，而不是寻求支持
疏离性语言	• 使用一些词语或概括性短语使自己从与依恋相关的内容中抽离 **示例：** 一位来访者描述了她对父亲大发脾气的反应，突然用代词"你"让自己抽离出来："你知道只要不妨碍他就好了。"

实用干预策略：案例分析

萝丝是一位 34 岁的母亲，有三个年幼的儿子。因为担心两个大儿子的行为问题，包括如厕问题、情绪失调、注意力困难和乱发脾气而开始治疗。在一年的治疗过程中，她逐渐透露了一个复杂的创伤历史，包括童年时期遭受的严重欺凌、性侵犯、父亲的身体和情感虐待、多次晚期流产以及贫困。治疗师在治疗中很快就发现，萝丝发展出了回避型的依恋风格，并以此作为一种策略应对当时极度艰难的生活困境。她严重依赖抑制策略以尽可能弱化并极力避免痛苦的情绪，保护自己远离痛苦的感受以及来自三个年幼孩子对她的情绪的影响。在治疗早期，萝丝经常谈到与两个大儿子的"疏离感"。当孩子表现出任何一种强烈的情绪时，她都会表现得很厌烦。当要求她反思孩子可能正在感受到的情绪时，她变得不耐烦和恼怒。

在一次早期的治疗会谈中，萝丝描述了一个情景，她的两个儿子，七岁的杰瑞米和五岁的雅各布因为一件玩具而争吵不休。

萝　丝：杰瑞米最终从雅各布手中抢走了他的毛绒玩具，雅各布就摔倒了，大哭起来。真是太夸张了。[翻了个白眼，叹了口气]

治疗师：嗯。[点头]

萝　丝：所以他哭着过来找我，看着我……我不知道……也许

想让我同情他吧。[笑]

治疗师：嗯，他在寻求同情。

萝　丝：[再次笑了]是啊，但我就告诉他别哭了。他不能每次不顺心就哭。哭只会让你看起来很傻。

治疗师：你不想让他看起来很傻。

萝　丝：是的，我不会溺爱他。我知道他只有五岁，但孩子们都被过分宠爱了。如果你让他们一直哭泣，怎么能培养出坚强的孩子呢？

治疗师：嗯，如果你让他们哭泣，他们就不会坚强。

萝　丝：是的，你需要从一开始就教育他们要坚强，不能软弱。

请注意萝丝对五岁儿子情绪的极力弱化以及孩子的脆弱感对她的激惹。她还直接将情感表达等同于软弱。治疗师意识到萝丝对孩子情绪无法容忍，可能源自她自己的童年经历，因此与她直接探讨了这个问题。

治疗师：在你小时候，是否有人告诉过你不要哭，要坚强？

萝　丝：[笑]当然有啊！比如当爸爸的弟弟去世的时候。爸爸总是说"你可以哭一天，就一天。然后你必须振作起来继续生活"。[笑]人会死，就这么简单。哭也不会为你带来任何改变。[笑]

　　在上述对话中，萝丝的非语言行为和副语言行为与她讲述的故事不一致。例如，在谈论她叔叔的去世和她哭泣的五岁孩子时，她的故事时常穿插着笑声和翻白眼。当被问及自己的情绪时，她使用了疏离的语言，用代词"你"来指代自己——"你必须振作起来，继续生活"和"哭也不会为你带来任何改变"。在这里，治疗师邀请萝丝将儿子的情况与她自己的童年经历联系起来。作为回应，萝丝透露了父亲曾经长期不允许她表达情绪。虽然她能够谈论自己曾经试图表达情感而被打压的时刻，但她的故事完全聚焦在父亲"振作起来，保持坚强"的建议上。也就是说，她完全回避了自己的内心体验，而不是谈论她的感受。正如你所看到的，在上述摘录中，萝丝展示了来访者在治疗过程中为了自我保护而回避情感的几种不同方式。

将情感置于聚光灯下

　　由于远离痛苦情绪是回避型依恋的特征，而且这会对育儿和亲密关系产生负面影响，因此治疗师对于父母脆弱性的识别和同理至关重要。麦卡洛（McCullough）和同事们使用"情感恐惧症"一词来描述许多人与自己的内部体验相处的困难。对于回避型依恋风格的父母来说，与孩子建立联结并理解他们的脆弱情感是非常痛苦和危险的。因此，帮助他们学会容忍和管理情绪非常重要。

　　为了帮助父母，我们首先必须注意到那些提示他们遇到了困难的细微线索：回答问题时略过或绕开情感问题；身体语言和行为与他们所讲负面故事的内容不符；回答有关感受的问题时，只关注事实或行为，或将经历理性化。作为治疗师，在与这些父母一起工作时，有目的、有意识地聚焦情绪可以帮助到他们。利用治疗关系的安全环境，我们必须：

- 将来访者带回到情绪中；
- 注意内容和情感之间的脱节；
- 让来访者当下与身体上的不同感受相联结；
- 注意并处理来访者使用的疏离策略；
- 通过识别反复浮现的情感线索，将故事与体验相联结。

与所有的心理治疗一样，建立安全可靠的工作关系至关重要。在与回避型依恋风格父母的工作中，需要我们培养一种"情绪安全感"，即在考虑和处理情绪时采取一种好奇而不带评判的立场。这些来访者很少承认自己的痛苦感受。作为治疗师，我们首先要做的，就是以一种不评判或不轻视任何一种情绪的方式关注到情绪。其中的重点是，让父母感觉到我们如其所是地接纳和重视所有的情绪。这种不带评判的态度为他们建立了一个示范，即情绪是可以被接纳的，情绪表达是正常的。

在下面的会谈中，萝丝已经接受了约六周的治疗。她谈到了一件事，她发现丈夫在过去六个月里，每天都在偷偷地开车送一位女同事上班。她之所以发现了这件事，是因为这位女同事把一副女士手套落在了家里的小货车上。萝丝发现后质问了她的丈夫。通过前期的几次治疗，萝丝回避情绪的倾向已经非常明显，因此，治疗师可以在这次的一整节治疗中，引导萝丝把关注点带回到情绪层面，以增强她对内部体验的觉察。

> 萝　丝：［笑］所以我拿起手套，马上就知道它们不属于我或我的孩子……而且肯定也不属于他。
>
> 治疗师：你知道它们属于别人。
>
> 萝　丝：［笑］是啊。所以我把手套扔到他身上，然后说"我不知道这是谁的，但可能有人想要把它们拿回去"。你应该看看他脸上的表情。他开始嘟囔着说他送某个同事开车上班。但是，无论如何，我不在乎。我只是不明白他为什么一开始不告诉我，隐瞒这种事，多蠢啊。
>
> 治疗师：我明白了。［点头］
>
> 萝　丝：我不是很在意。我只是不明白他隐藏这件事的意义在哪儿。

此处我们看到萝丝在试图回避可能正在经历的强烈情绪。首先是否认有任何情绪的存在，然后通过淡化所发生的事情，告诉治疗师她"不是很在意"。

> 治疗师：我注意到当你说找到手套时笑了，但你告诉我的故事

听起来对你来说并不好笑。我想知道当你笑的时候内
在发生了什么？

治疗师指出了萝丝所讲的故事的内容与她的笑声之间的不一
致。也就是说，治疗师注意到了故事内容和情绪之间的差异。然
后，治疗师以真诚好奇的语气邀请萝丝反思她在重述故事时的内心
感受。

萝　丝：[再次笑了起来]我的意思是……我不知道……好吧，
　　　　是的，我想这可能并不好笑……不……我只是……
　　　　这不是什么大不了的事情。我有时候会笑……我不知
　　　　道……我想这是一种应对机制[笑]。

治疗师：嗯……好的，这种用笑来回避感受的方式其实很正
　　　　常。相对于感受愤怒或受伤，笑可能会更容易一些。
　　　　我想知道你能否带我回到你刚刚发现手套的那一刻。
　　　　当你看到它们躺在那里时，你有什么感受？

治疗师认可了萝丝很难识别她的感受，同时正常化了萝丝的挣
扎。但治疗师仍然温和地鼓励萝丝坚持下去，回想过去并重新体验
当她第一次发现手套时可能的情绪反应，以帮助她与当时的感受建
立联结。

萝　丝：嗯……好吧……[停顿4秒]我记得当时我想"这到
　　　　底是什么鬼东西"。

> 治疗师：这是一个很好的关于想法的例子，但你当时感受到了
> 　　　　什么？

当进一步追问感受时，萝丝通过谈论自己的想法而非情绪来避免心理层面的痛苦。这是回避型依恋风格的来访者常用的一种保护策略。作为回应，治疗师温和地将萝丝重新引导到识别情绪而不是想法的任务上。

> 萝　丝：嗯……我不……［翻了个白眼］［叹气］
> 治疗师：我注意到你很难谈论自己当时的感受。我想知道，当
> 　　　　我邀请你这样做时，你现在的感受是什么？

由于萝丝难以重新想象自己过去的感受，治疗师要求她尝试识别在治疗当下的情绪。

> 萝　丝：［叹气］……我猜是烦躁吧。
> 治疗师：好的，从这儿开始很好。烦躁是什么感觉？当你感到
> 　　　　烦躁时，你的身体有哪些感觉，分别在哪些部位？

在这里，治疗师要求萝丝探索身体感受，以帮助她联结和接触自己的情绪，这既有助于让她保持平静，也有助于她意识到自己正在经历的事情。

> 萝　丝：嗯……我猜是刺痛吧……在我的头部……［停顿3
> 　　　　秒］……还有脸和手都很紧绷。

治疗师：嗯，非常好，当你这样描述时，我真的可以想象出你的感受。既然我们已经谈论了"烦躁"的感受，当你回想起找到那些手套的时候，你记得有任何烦躁感吗？

萝　丝：是的……我猜……嗯……

治疗师：嗯。

萝　丝：嗯……就像……我不知道……嗯……［停顿4秒］……嗯……（停顿5秒）

治疗师：这对你来说很难。对你来说，回想起那些不舒服的感受是很困难的。没关系，我们可以慢慢来，花点时间来好好回想这件事。也许你可以尝试描述一下当你找到手套时身体的感觉？你记得有哪些感觉吗？

萝　丝：嗯……我觉得刺痛，就像我之前说的一样……但同时还感到一块石头似的东西掉进了我的胃里……［停顿3秒］……让我感到恶心。

治疗师：嗯，你开始感觉到恶心。

萝　丝：有点……嗯……

治疗师：［点头］

萝　丝：嗯，我的心跳得很快，手也出汗了。我记得那时因为我拿着手套，手套也湿了。

治疗师：听起来对你来说很难，好像找到手套让你非常不舒服。

　　萝　丝：我想我开始慌了……当我大声说出来时，这听起来很
　　　　　　蠢，但就在那一刻，我有点慌了，我觉得他要离开我
　　　　　　和孩子们了。

　　治疗师温和而持续地鼓励萝丝与自己的情绪建立联结。萝丝面临的挑战是，在情绪和情绪所带来的身体感受中停留一些时间。治疗师接纳了她一时之间还难以做到，并陪伴她渡过了难关。总的来说，治疗师不断引导萝丝关注自己的情绪和内在体验，并指导她开始从聚焦情绪的视角去思考她与孩子的互动。

对情绪治疗的回顾

　　当父母开始在治疗中处理他们的情绪时，他们不可避免地会经历脆弱的时刻。特别是对于有创伤史的父母来说，这可能会导致恐惧、羞耻、内疚和厌恶等感觉。情绪回避可以保护父母免受这些痛苦的感觉，还有助于他们避免将情绪暴露给他人的危险，在他人面前暴露自己的情绪可能会给他们带来巨大的恐惧感。

　　回顾一节唤起情绪的治疗并"拆解"父母在脆弱时的情绪体验是有益的。作为治疗师，我们可以在情绪治疗的最后 10 ~ 15 分钟，询问父母的感受，谈论他们的情感，或者允许他们在我们面前表达情绪，并更加坦诚地体验情绪。首先，进行这样的回顾可以帮助个体容纳和调节自己的情绪，使他们能够在离开治疗室前恢复平静。其次，如果来访者在治疗中哭泣，我们可以正常化哭泣的行为，并

认可他们以这种方式表达情绪的需要。治疗师可以询问"在我面前（哭泣 / 表现出脆弱 / 情绪强烈）是什么感觉""哪部分最难（或最容易）"或者"这对你和我之间有什么影响"，通过公开谈论哭泣等脆弱行为，作为治疗师我们也为来访者树立了榜样，表明我们有能力"应对"他们的眼泪和强烈的情感表达。

回顾有助于我们探索父母表达情绪时的这些感受，让他们有机会诉说可能正在经历的羞耻、厌恶、自我评判或其他继发情绪的感受。此外，回顾还使我们能够关注治疗关系，并将这种关系作为父母表达情感的支持。

我们可以利用在讨论过程中发现的信息，将过去和现在强烈的情绪体验与过去他人对类似情绪的反应建立联系。这会使父母进一步理解他们的回避行为，识别自己的模式，并对他们的经验赋予意义。最重要的是，与治疗师一起讨论治疗中出现的困难，意味着父母不必独自承受可能带来的后果——情感的处理是在安全、具有支持性的治疗关系中开始的。

直接应对疏离情感的策略

虽然同理和调谐对于健康的治疗联盟是必需的，但对于避免暴露自己脆弱性的回避型父母来说，这可能会破坏联盟的稳定性，并对治疗关系造成威胁。对于有人际创伤史的人来说，体验亲密、信任和同理可能与过去的人际关系经历相悖。感受到治疗师的同理也意味着要暴露他们的内在体验。这些父母可能存在一种潜在的恐惧，即治疗师会注意到自己对情感表达的羞耻和厌恶，并有可能会进行分享。此外，与治疗师建立同理的联结可能会引发对依赖和拒绝的恐惧。脆弱和情绪被他人见证的不舒适感，会引发个体恢复对情绪控制权的冲动。

为了管理对脆弱、亲密关系和失去控制的恐惧，个体通常会在感到过于亲近或暴露时采取疏离策略（Muller, 2010），这些策略有助于将已经过于亲密的关系保持在一定距离之内，并恢复平衡。疏离有许多不同的形式。父母可能会对我们的评论不屑一顾或一笑置之，"忘记"参加治疗，避免眼神接触，或在治疗期间接听电话。父母可能会忘记提及他们生活中正在发生的重要事情，或利用治疗时间分享毫无意义的抱怨。疏离也可以通过更不易觉察的行为方式观察到。例如，母亲可能会将她的包或钱包放在膝盖上，成功地在她和治疗师之间建立起一道屏障。作为治疗师，我们努力与来访者建立信任和亲近感，然而，具有回避型依恋风格的父母可能会通过退缩来保护自己以回应这种亲近感。切记，这是由于亲近感可能会让他们感到危险和威胁。治疗师面临的挑战是克服退缩的冲动，或被父母看似冷漠或不回应的风格所吓倒。

在几次情绪十分强烈的治疗之后，治疗师注意到萝丝越来越明显的疏离模式。萝丝已经接受了10周治疗，并连续两次与治疗师探索了她童年时期一些非常痛苦的被拒绝和情感创伤的经历。这些对萝丝来说很难，因为她在回顾中提到，她讨厌在治疗师面前哭泣，并为"变得软弱"感到羞耻。她表达了对于治疗师会"受够了她和她的眼泪"的担心。

在经过两次情感强度很高的治疗之后的一周，萝丝带着她九个月大的儿子来到治疗室。她提到，通常自己的母亲会在她来治疗时帮忙照看孩子，但当天母亲因为有事外出无法照顾孩子。治疗师当时没有太在意这件事，也没有说什么。由于萝丝和她所在家庭的社交和经济资源非常有限，因此治疗师能理解萝丝在短时间内无法找到人照看孩子的困境。然而，治疗师注意到，那次治疗的对话始终集中在"安全"的话题上。同时在整个一小时的咨询中，萝丝的注意力大部分都转移到孩子身上，并避免谈论任何对她来说可能引发情绪的内容。当时，治疗师也被活跃且难以安抚的孩子分散了注意力（尽管孩子非常可爱！）。治疗结束后，治疗师回想起整个治疗会觉得很松散、肤浅，效果甚微。

接下来的几次治疗，萝丝没有带她的孩子，治疗师与萝丝在三周的时间里，深入探讨了一段非常痛苦的回忆——萝丝在学校操场被一名年长的学生性侵。由于处理这些情绪很困难，治疗师在治疗结束时花费了很多时间来进行回顾。在第三次治疗的结尾，萝丝哭着说，上一次她谈到这件事时，她的父亲打了她，认为是她"引诱"了男孩。她承认对所发生的事情感到内疚、羞耻和自责。她确实曾经在某个时刻问过治疗师，在治疗师的"专业意见"中，是不是自己"导致"了男孩对她的侵犯。

　　紧接着的下一次治疗，在讨论了这些痛苦的羞耻感受后，萝丝再次带来了她的孩子。由于这已经是萝丝第二次这样做了，治疗师开始好奇这是否是一种模式，以及这种模式可能意味着什么。但是，孩子非常具有吸引力，他试图站起来并蹒跚而行，治疗师和萝丝大部分时间都因这个小家伙而分心。同样，治疗师直到事后在撰写治疗记录时，才意识到这次治疗的效果是多么不佳。

　　在萝丝第三次带着孩子参加了情绪体验治疗后，治疗师与督导进行了讨论。很明显，在经历了唤起情绪的治疗后，萝丝就会带着婴儿出现，而治疗也会很表面化、漫无目的。由于探讨上一次治疗的内容意味着情感暴露，萝丝会"重新组织"情绪体验或在咨访关系中保持距离。实际上，她将孩子作为安全毯——治疗师和萝丝很容易因为婴儿分心。于是，当下一次萝丝再次重复这个模式时，治疗师在治疗中提出了这个问题。

> 治疗师：那么，我们在一起工作有一段时间了，我注意到了一个模式，不知道你是否也注意到了？
> 萝　丝：是什么模式？
> 治疗师：嗯，我注意到每次我们经历了特别艰难的一次治疗之后，下一次你就会带上詹姆斯（她的孩子）来。
> 萝　丝：……嗯……嗯……说实话，我没有注意过。
> 治疗师：好的，没关系。我还注意到，当你带詹姆斯来时，我

们谈的不多，我感觉和你有点疏离。好像治疗的大部分内容都停留在表面，避免了很多更棘手的问题。我想知道你是否也注意到了这一点？

萝　丝：嗯……是的……我想我……嗯……

治疗师：嗯。

萝　丝：好吧，我是说，我想我以前没有这样想过。这不是有意识的，你知道吗？

治疗师：嗯，好的。我明白。我们并不总是问自己做每件小事的原因。不过，我认为，思考一下这个问题以及它可能对你的感受意味着什么是非常重要的。

萝　丝：可能吧，好的。

治疗师：我在想，你能不能尝试描述一下，在上周我们经历了一次情感如此强烈的会谈后，当你准备前来咨询时，你的感受是怎么样的？

正如直面情绪是很重要的，直接处理父母试图与我们的疏离同样重要。疏离策略是不可避免的，这是治疗工作中不可或缺的一部分。如果我们能够认识到它的本质，即作为一种保护机制来避免亲密关系所带来的预期痛苦，那么它就可以为治疗性成长提供机会。帮助具有回避型依恋风格的父母觉察到这一点，可以帮助他们理解哪些情绪对他们来说特别痛苦，以及他们回避这些情绪的"首选"策略。帮助父母认识到这些模式，可以使他们更加深入地了解自己的内心体验。随着来访者变得更有自我意识，他们就会开始进行自我矫正。当萝丝使用幽默来避免或回避强烈的情绪时，她非常善于注意到这一点并"自我坦白"（用轻松的方式来描述）。她会在谈论家人的死亡时开玩笑，然后停下来说："我想我又在逃避了。"然后，她和治疗师可以讨论她在逃避什么以及她开玩笑时的感受。

总结

在与回避型依恋风格的父母合作时，很重要的是治疗师要促进父母对自身情绪和情绪历史的理解，以便父母更好地理解与孩子的互动。通过从治疗早期聚焦情绪工作，治疗师可以努力实现以下目标：

- 始终将来访者带回到他们的情绪体验中；
- 注意当父母说话时，其言语内容与情绪体验是否脱节；
- 帮助父母意识到伴随情绪而来的身体感觉；
- 帮助来访者识别重新出现的情绪主题；
- 在来访者使用疏离策略时直接（并温和地）处理；
- 无论情绪是明显地表达，还是隐含在不易察觉的线索中，在情绪充沛的治疗结束后进行回顾。

借此，我们可以与父母合作，帮助他们摆脱拒绝和回避的应对机制，认识到自己的情感需求，包括在自己的成长过程中未被满足的需求，并能够回应孩子的情感需求。

处理回避型依恋创伤时的注意事项

正确的做法

- 注意来访者的非言语线索（如身体移动和姿势，面部表情等）和准语言信号（如语速、音调、语气等），注意治疗中出现的情绪。

- 以真诚好奇的语气，邀请来访者聚焦身体感受，并将这些感受与所经历事件的体验建立联结，以此作为与情绪工作的起点，帮助来访者将这些身体感觉与情绪相联结。

- 通过关注在治疗中呈现的模式并邀请来访者反思和理解这些模式，帮助来访者建立关于过去和当下情绪议题之间的联系。

- 警惕来访者的回避行为（请记住本章前面描述的防御性策略）。将回避视为来访者试图保护自己免受情绪痛苦的方式，并将其视为直接处理防御策略的治疗机会。例如：

- 注意当来访者从情绪线索中脱离时（比如通过弱化情绪或理性化的言语），需要将他们带回到情绪体验中；

- 注意并反思情绪表达和非言语行为之间的不一致；

- 邀请来访者反思当前的困境与童年经历之间的异同。

- 注意并处理来访者出现的与你有关的任何情绪。以此作为切入点，询问来访者对你的感受，以及这种感受与他们对其他人、当下或过往关系之间的感受是如何相关联的。

- 注意觉察来访者的回避和疏离可能会让你有何感受（如常见的被拒绝、烦躁和焦虑），并采取行动（例如，当来访者疏离时，你是否倾向于退缩）。

- 在很困难的一次治疗或讨论后与来访者进行回顾：谈论痛苦的记忆／经历／情绪等是什么感受；在讨论关于你、你们之间的治疗关系或治疗过程的感受时，来访者的感受是怎样的。

错误的做法

- 与来访者的回避策略共谋，例如忽视直接讨论与依恋相关的经历、记忆或情感，具体通过：

- 忽视来访者的说话方式与内容之间的不一致（例如，来访者笑着讲述悲伤或恐怖的记忆）；

- 当来访者"断开情感联结"时，未能将治疗和来访者重新拉回到情绪层面；

- 当来访者疏离自己时，迅速切换到与情绪无关的内容或与来访者保持在理性层面工作。

- 在讨论和探索过去和现在的情绪体验时，低估了治疗关系发挥的工具性作用。
- 低估了同理的力量。但需要注意的是，同理也可能会引发来访者对呈现脆弱的恐惧和回避（如对信任和／或依赖他人感到焦虑、对暴露脆弱感到恐惧）。
- 忽略自己在治疗中的感受。比如：

— 未能意识到自己何时卷入了来访者的回避行为；

— 未能反思我们自己对来访者的情绪和行为的反应，以及这些反应可能意味着什么。

参考文献

Bartholomew, K., & Horowitz, L. M. (1991). Attachment styles among young adults: A test of a four-category model. *Journal of Personality and Social Psychology*, *61*(2), 226–244. doi:10.1037/0022-3514.61.2.226

Bowlby, J. (1982). *Attachment and loss, Vol. 1. Attachment* (2nd ed.). New York, NY: Basic Books.

Bowlby, J. (1988). *A secure base: Parent-child attachment and healthy human development*. New York, NY: US Basic Books.

Bretherton, I. (1992). The origins of attachment theory: John Bowlby and Mary Ainsworth. *Developmental Psychology*, *28*(5), 759–775. doi:10.1037/0012-1649.28.5.759

Chu, J. A. (1998). *Rebuilding shattered lies: The responsible treatment of complex post-traumatic and dissociative disorders*. New York, NY:Wiley.

Crawford, A., & Benoit, D. (2009). Caregivers' disrupted representations of the unborn child predict later infant-caregiver disorganized attachment and disrupted interactions. *Infant Mental Health Journal*, *30*(2), 124–144. doi:10.1002/imhj.20207

Crowell, J. A., & Feldman, S. S. (1988). Mothers' internal models of relationships and children's behavioral and developmental status: A study of mother-child interaction. *Child Development*, *59*(5), 1273–1285. doi:10.2307/1130490

Dalenberg, C. J. (2000). *Counter transference and the treatment of trauma*. Washington, DC: American Psychological Association. doi:10.1037/10380-000

Daniel, S. I. F. (2006). Adult attachment patterns and individual psychotherapy: A review. *Clinical Psychology Review*, *26*(8), 968–984. doi:10.1016/j.cpr.2006.02.001

Davies, J. M., & Frawley, M. G. (1994). *Treating the adult survivor of childhood sexual abuse: A psychoanalytic perspective*. New York, NY: Basic Books.

Dozier, M., & Kobak, R. R. (1992). Psychophysiology in adolescent attachment interviews: Convergent evidence for dismissing strategies. *Child Development*, *63*, 1473–1480. doi:10.2307/1131569

Eagle, M. N. (2006). Attachment, psychotherapy, and assessment: A commentary. *Journal of Consulting and Clinical Psychology*,74(6),1086–1097.doi:10.1037/0022-006X.74.6.1086

Edelstein, R. S., & Gillath, O. (2008). Avoiding interference: Adult attachment and emotional processing biases. *Personality and Social Psychology Bulletin*, *34*(2), 171–181. doi:10.1177/0146167207310024

Edelstein, R. S., & Shaver, P. R. (2004). Avoidant attachment: Exploration of an oxymoron. In D. J. Mashek & A. P. Aron (Eds.), *Handbook of closeness and intimacy; handbook of closeness and intimacy* (pp. 397–412, Chapter x, 454 Pages). Mahwah, NJ: Lawrence Erlbaum Associates.

Foroughe, M. F., & Muller, R. T. (2012). Dismissing (avoidant) attachment and trauma in dyadic parent-child psychotherapy. *Psychological Trauma:Theory, Research, Practice, and Policy*, *4*(2), 229–236. doi:10.1037/a0023061

Foroughe, M. F., & Muller, R.T. (2014).Attachment-based intervention strategies in family therapy with survivors of intra-familial trauma: A case study. *Journal of Family Violence*, *29*(5), 539–548. doi:10.1007/s10896-014-9607-4

Fraiberg, S., Adelson, E., & Shapiro, V. (1975). Ghosts in the nursery: A psychoanalytic approach to the problems of impaired infant-mother relationships. *Journal of American Academy of Child Psychiatry, 14*, 387–421.

Freyd, J. J. (1996). *Betrayal trauma: The logic of forgetting childhood abuse.* Cambridge, MA: Harvard University Press.

Freyd, J. J. (2001). Memory and dimensions of trauma: Terror may be "all-too-well remembered" and betrayal buried. In J. R. Conte (Ed.), *Critical issues in child sexual abuse: Historical, legal, and psychological perspectives* (pp. 139–173). Thousand Oaks, CA: Sage.

George, C., Kaplan, N., & Main, M. (1985). *Adult attachment interview.* Unpublished manuscript, University of California, Berkeley, CA.

Hesse, E., & Main, M. (2006). Frightened, threatening, and dissociative parental behavior in low-risk samples: Description, discussion, and interpretations. *Development and Psychopathology, 18*(2), 309–343. doi:10.1017/S0954579406060172

Konanur, S., Muller, R. T., Cinamon, J. S., Thornback, K., & Zorzella, K. P. M. (2015). Effectiveness of trauma-focused cognitive behavioral therapy in a community-based program. *Child Abuse & Neglect, 50*, 159–170. doi:10.1016/j.chiabu.2015.07.013

Main, M., & Hesse, E. (1990). Parents' unresolved traumatic experiences are related to infant disorganized attachment status: Is frightened and/or frightening parental behavior the linking mechanism? In M. Greenberg, D. Cicchetti, & E. M. Cummings (Eds.), *Attachment in the preschool years:Theory, research and intervention* (pp. 161–184). Chicago: University of Chicago Press.

Malekpour, M. (2007). Effects of attachment on early and later development. *British Journal of Developmental Disabilities, 53*(105), 81–95. doi:10.1179/096979507799103360

Muller, R. T. (2009). Trauma and dismissing (avoidant) attachment: Intervention strategies in Individual psychotherapy. *Psychotherapy:Theory, Research, Practice,Training, 46*(1), 68–81. doi:10.1037/a0015135

Muller, R. T. (2010). *Trauma and the avoidant client: Attachment-based strategies for healing.* New York, NY:W.W. Norton.

Muller, R. T. (in press). *Trauma and the struggle to open up: From avoidance to recovery and growth.* New York, NY:W.W. Norton.

Muller, R. T., & Rosenkranz, S. E. (2009). Attachment and treatment response among adults in inpatient treatment for posttraumatic stress disorder. *Psychotherapy: Theory, Research, Practice,Training, 46*(1), 82–96. doi:10.1037/a0015137

Pearlman, L. A., & Courtois, C. A. (2005). Clinical applications of the attachment framework: Relational treatment of complex trauma. *Journal of Traumatic Stress, 18*(5), 449–459. doi:10.1002/jts.20052

Pearlman, L. A., & Saakvitne, K. W. (1995). *Trauma and the therapist: Counter transference and vicarious traumatization in psychotherapy with incest survivors.* New York, NY: W W Norton & Co.

Perry, B. D., Pollard, R. A., Blakley, T. L., Baker, W. L., & Vigilante, D. (1995). Childhood trauma, the neurobiology of adaptation, and "use-dependent" development of the brain: How "states" become "traits." *Infant Mental Health Journal, 16*(4), 271–291.

van IJzendoorn, M. H. (1995). Adult attachment representations, parental responsiveness, and infant attachment:A meta-analysis on the predictive validity of the adult attachment interview. *Psychological Bulletin, 117*(3), 387–403. doi:10.1037/0033-2909.117.3.387

Wartner, U. G., Grossmann, K., Fremmer-Bombik, E., & Suess, G. (1994). Attachment patterns at age six in south Germany: Predictability from infancy and implications for preschool behavior. *Child Development, 65*(4), 1014–1027. doi:10.2307/1131301

Zorzella, K. P. M., Rependa, S. L., & Muller, R. T. (2017). Therapeutic alliance over the course of child trauma and therapy from three different perspectives. *Child Abuse & Neglect, 67*, 147–156.

第 7 章

实用资源

阿黛尔·拉弗朗斯

乔安妮·多尔汉蒂

米丽丝·福鲁格

Emotion
Focused Family
Therapy with
Children
and Caregivers
A Trauma-Informed
Approach

养育者的情绪教导技巧

关注

1. 关注孩子的非语言和语言线索。

2. 与孩子建立联结。

命名

1. 分辨和命名孩子的各种情绪。

2. 帮助孩子描述相应的身体感受。

3. 说出孩子没有表达的想法、感受。

认同

1. 站在孩子的角度换位思考。

2. 接纳 / 允许 / 认同孩子各种可能的体验和情绪。

3. 把"但是"转变成"因为"。

满足需求

1. 满足孩子情感上的需求。

2. 安抚或安慰孩子的悲伤。

3. 保护或缓解孩子的恐惧。

4. 帮助孩子为愤怒设立界限。

5. 帮助孩子为羞耻感建立自尊和自信。

6. 帮助孩子克服焦虑。

解决问题

1. 和孩子一起寻找解决方案。

2. 为孩子提供指导或方向。

3. 传授孩子具体的技巧。

4. 必要时为孩子设定限制。

道歉的关系修复练习

说明道歉的事由

1. "当我说了……""当我做了……""当我没做……"等。

2. 伤害带来的特定影响和相应的情绪感受。

3. 可能与具体事件、冲突、情绪互动等有关。

表达对他人经历的理解

1. 表达对他人经历负面事件感受的理解。

2. 从对方的角度命名和认可相关的情绪体验。

表达道歉

表达真诚的道歉。

说明本应怎么做

1. "根据我现在所知道的，我本可以……"［尽可能具体］

2. 从现在开始你将会如何改进。

认可对方的反应（如否认、爆发、沉默）

1. "我可以理解你为什么会淡化这件事的影响，因为……"［认可对方否认］

2. "你有理由感到愤怒或怀疑，因为……"［认可对方爆发］

3. "我不会因为你保持沉默而指责你，因为……"［认可对方沉默］

对养育者的认可练习

这些练习可以与同伴一起进行，还可以角色互换轮流练习。

第一部分　否认容易理解的事情

1. 家长甲向家长乙讲述一件自己的孩子希望得到认可的、容易理解的事情。

2. 家长甲（扮演自己的孩子）表达一种很容易被接纳的情绪，家长乙予以否认。

3. 交换角色并重复。

第二部分 否认不容易被理解的事情

1. 家长甲向家长乙讲述一件自己的孩子希望得到认可的、不容易理解的事情。

2. 家长甲（扮演自己的孩子）表达一种难以被接纳的情绪，家长乙否认。

3. 交换角色并重复。

第三部分 认可容易被理解的事情

1. 家长甲向家长乙讲述一件自己的孩子希望得到认可的、容易理解的事情。

2. 家长甲表达一种容易被接纳的情绪，家长乙认可。

3. 交换角色并重复。

第四部分 认可不容易被理解的事情

1. 家长甲向家长乙讲述一件自己的孩子希望得到认可的、不容易理解的事情。

2. 家长乙（扮演家长甲的孩子）表达一种难以被接纳的情绪，家长甲认可。

3. 交换角色并重复。

认可指南

- 以"难怪你有那种感觉，因为……"这样的句式开头；
- 不要过快地寻找积极的一面或提供安慰；
- 保持觉察，放下偏见（至少暂时搁置）；
- 在某些情况下，不仅要认可孩子的感受，还要认可孩子经历的事情。

例如，对于一个患有学习障碍的孩子来说，如果只是表达"你觉得自己不如其他孩子学得快，这确实不好受"可能并不足够，因为这不仅仅是一种感觉，也是客观事实。因此，困难的现实性也需要得到认可。"这太让人沮丧了——在做数学时，你的大脑不能像你朋友们的大脑一样高效地工作［经历］。这可能让你感到尴尬，觉得自己不如其他孩子聪明［感受］。"经过深度认可后，父母可以引入孩子的优势，如"而且，当你坐在那里感觉在数学上不如其他人聪明的时候，你会发现'擅长艺术'并不能解决问题！"认可四象限如图 7–1 所示。

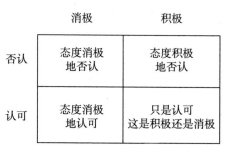

图 7–1　认可四象限

养育者或临床医生在练习认可之前的准备工作

每人列出一件自己容易认可的事情。

例如：宠物的丧失或所爱之人的离世。

每人列出一件自己难以认可的事情——一些难以理解或抗拒认可的事情。

例如：父母对于孩子不想做家庭作业，不想刷牙，也不想睡觉。

例如：父母对于伴侣对自己发脾气，在育儿方面行动不一致。

例如：临床医生对于父母向另一半发脾气。

针对难以认可的事情，你需要觉察自己的立场或者情感卷入是否增加了认可的难度。你会对自己说什么？

例如："如果你认可了孩子，她只会更抗拒。"［父母对孩子］

例如："如果你认可了另一半，他会认为自己是对的，再也不会跟你合作。"［父母对伴侣］

例如："如果你认可了父母对彼此发脾气，他们会陷入愤怒无法自拔。"［临床医生对父母］

事情本身（容易还是很难）：＿＿＿＿＿＿＿＿＿＿＿＿

你的立场：_____

EFFT 报告：应对"拒绝宽恕"的阻断

孩子姓名（例如家长 / 孩子 / 受督者）：_____

咨询日期：_____

父亲 / 母亲 / 前任 / 伴侣 / 祖父母

1. 声音 / 大脑控制的指令

不要宽恕。

2. 养育者的自我恐吓

个体是如何恐吓或威胁自己不要宽恕对方的？自我恐吓的声音告诉他们会发生哪些糟糕的事情？

- 例如，如果你宽恕他，意味着他可以逃脱自己所做的事，这是无法接受的。

3. 养育者的保护动机

养育者拒绝宽恕自己父母背后的深层感受是什么？

你会赋予父母更多掌控自己的权力。

你会纵容父母的言行。

4. 孩子对拒绝宽恕的反应

当孩子听到养育者拒绝宽恕他们的祖父母时，他们会有何反应（如受伤、愤怒、解脱或无奈）？

孩子第一反应的背后可能有哪些潜在的情绪感受？

5. 养育者对孩子反应的回应

是否开始软化／宽恕？

是什么导致了这种变化？

如果没有，继续探索第 6 步和第 7 步。否则，跳到第 8 步。

6. 重申不宽恕并确认这个立场

尽管代价高昂，是什么让你觉得继续保持负面情绪至关重要？

"放下"怨恨和／或选择宽恕，会让你失去什么？

- 例如，这可能让对方再次有权伤害你，而你将无法保护自己。
- 例如，发现你一直以来坚信的成长叙事是支离破碎的。
- 例如，动摇你对某个问题一直以来的信念。

7. 提醒自己

别人做了什么或者没有做什么而让你感到受伤？

当他们这样做的时候，你是如何表达或传递你的不满或对他们的评判的？

他们的回应是感到受伤 / 被拒绝，还是感到被侮辱 / 不被尊重？

8. 总结或深入分析

是否做到了宽恕？

是什么推动了改变？

如果仍然没有宽恕，当你对无法宽恕给予充分认可时，他们有何反应？

拒绝宽恕的练习

1. 作为治疗师，邀请练习伙伴从左边孩子的椅子开始：

- 回想一下你的父母曾经做过的一件伤害你的事情，这件事情让你感觉很难宽恕或者无法宽恕。

交换位置。

2. 坐在右边"另一把"椅子上，想象自己坐在对面的椅子上：

- 现在扮演那个告诉自己不要宽恕的部分（不要宽恕他们，因为……）；
- 具体明确地恐吓自己，如果宽恕他们会发生什么，以及对你来说会有多糟糕；

- 告诉自己应该怎么做以及这么做的原因（坚守立场，不要屈服，无论后果如何都绝不宽恕，更别道歉）。

交换位置。

3. 坐在左边"自己"的椅子上，首先想象父母坐在对面的椅子上：

- 告诉他们你永远不会宽恕他们；
- 告诉他们无论代价如何，保持负面情绪会让你更有安全感；
- 你在父母的脸上看到了什么表情？

4. 仍然坐在"自己"的椅子上，然后想象你的孩子（们）坐在"另一把"椅子上：

- 告诉他（们）你害怕宽恕你的父母；
- 告诉他（们）无论代价如何，保持负面情绪会让你更有安全感。

交换位置。

5. 坐在"另一把"椅子上，想象自己是你的孩子：

- 发生了什么？孩子在伤心、生气或恳求你吗？
- 如果他（们）生气，邀请他（们）表达愤怒之下的原发情绪和想法。

- 作为孩子，你希望父母了解什么？在与祖父母相关的事情上，告诉他们你需要他们为你做什么。

交换位置。

特别提示

实现宽恕或放手的两个关键点：

- 意识到你一直抱着痛苦不放；
- 意识到未解决的痛苦，正在不知不觉中给你和你的家庭带来痛苦。

---

6. 坐在"自己"的椅子上，如果对祖父母的宽恕自然地发生了：

- 交换位置，请父母向自己的父母（即孩子的祖父母）道歉，然后让孩子对道歉做出回应。在孩子做出回应后，请父母进行回顾讨论。

如果道歉没有发生：

- 重申不宽恕并认可这个立场。

交换位置。

7. 坐在"另一把"椅子上，引导不宽恕的声音"告诉自己……"。

- 尽管保持负面情绪对自己和家庭的负面影响显而易见，是什么让自己坚守不放？

- 如果宽恕对方，可能会失去什么？

- 可能会唤起哪些过往的伤痛？

交换位置。

8. 坐在"自己"的椅子上：

- 一起探索是否存在与拒绝宽恕相关的自责？

- 对方做了或没有做什么让你受伤？

- 受伤时，你是如何表露 / 传达对父母的看法的？

- 对方是如何回应的？

- 你是否感到曾经让他们失望或受伤？

- 他们的回应是感到受伤 / 被拒绝，还是感到被侮辱 / 不被尊重？

9. 仍然坐在"自己"的椅子上，回顾或深入探讨：

- 如果宽恕自然发生了，允许其表达；

- 如果道歉自然地发生了，允许其表达（如果适用）；

- 与治疗师一起总结；

- 如果都没有发生，再次交换到"另一把"的椅子上，重申

"绝不宽恕"的立场，然后再交换回到"自己"的椅子上，深度认可对于宽恕对方的恐惧（"你只是无法现在就做到，没关系的"）。

特别提示

理解宽恕任务的关键点：

- 觉察到自我责备的内在对话，这是抗拒宽恕他人的潜在原因；
- 意识到是怨恨"囚禁"了自己；
- 意识到表达出因受伤导致的自我评判可以成为宽恕自己和他人的关键。

拒绝宽恕前任伴侣或现任伴侣的练习

1. 作为治疗师，邀请练习伙伴从左边孩子的椅子开始：

- 回想一下你的伴侣（前任或现任）曾经做过的一件伤害你的事情，这件事情让你很难宽恕或者无法宽恕。

交换位置。

2. 坐在右边"另一把"椅子上，想象自己坐在对面的椅子上：

- 现在扮演那个告诉自己不要宽恕他们的部分（这是他们的错，因为……）；
- 具体明确地恐吓自己，如果宽恕他们会发生什么，以及这对你来说会有多糟糕；
- 告诉自己应该怎么做以及这么做的原因（坚守立场，不要屈服；无论后果如何绝不宽恕，更不会道歉）。

交换位置。

3. 坐回左边"自己"的椅子上，首先想象伴侣坐在对面"另一把"椅子上：

- 告诉他们你永远不会宽恕他们；
- 告诉他们无论代价如何，保持负面情绪会让你更有安全感；
- 你在他们的脸上看到了什么表情？

4. 仍然坐在"自己"的椅子上，然后想象你的孩子（们）坐在对面的椅子上：

- 告诉他（们）你永远不会宽恕他们的父母（你的前任伴侣）；
- 告诉他（们）无论代价如何，你都会让自己一直保持糟糕的感觉。

交换位置。

5. 坐在"另一把"椅子上，想象自己是你的孩子（们）：

- 发生了什么？他们感觉到悲伤、愤怒、抗拒，还是在恳求？

- 如果他们感到愤怒，邀请他们表达愤怒之下的原发情绪和想法。

- 作为孩子，你希望家长了解什么？在与另一位家长相关的事情上，告诉他们你需要他们为你做什么。

交换位置。

特别提示

道歉的两个关键点：

- 意识到你一直抱着痛苦不放；
- 意识到这种痛苦可能正在对你的家庭产生负面影响。

---

6. 在"自己"的椅子上，如果道歉自然地发生：

- 交换位置。让父母告诉孩子，他们将修复与祖父母的关系，然后再次交换位置，让孩子回应，随后进行总结。

如果道歉没有发生：

- 重申不宽恕并认可这个立场。

交换位置。

7. 坐在"另一把"椅子上，引导不宽恕的声音"告诉自己……"：

- 面对家庭痛苦，为什么保持负面情绪如此重要？
- 如果宽恕对方、放下怨恨、甚至承担责任（如果有必要），他们会失去什么？
- 这会唤起哪些旧的伤痛或自责，或者他们无法忍受重温过去的哪些经历或相关的感受？

所有的评判都是自我评判。

交换位置。

8. 坐在"自己"的椅子上：

- 一起探索是否存在与不愿宽恕前任相关的自责叙事；
- 对方做了什么或没做什么让你感到受伤？
- 受伤时，你是如何表达对他（她）的看法的？
- 对方是如何反应的？
- 你是否感觉自己辜负了他或者伤害了他？
- 他们的回应是感到受伤 / 被拒绝，还是感到受到侮辱 / 不被尊重？

总结或深入探讨。

9. 仍然坐在"自己"的椅子上：

● 如果宽恕自然地发生了，允许其表达；

● 如果道歉自然地发生了，允许其表达（如有必要）；

● 与治疗师进行总结；

● 如果都没有发生，再次交换到"另一把"椅子上，重申"不宽恕"的立场，然后换回"自己"的椅子并深度认可与宽恕相关的恐惧（"你只是无法现在就做到，没关系的"）。

特别提示

理解核心责任和道歉的关键点：

• 意识到你唤起了对方头脑中的对话，以及这如何引发了对方的反应；

• 意识到是怨恨"囚禁"了自己；

• 意识到承担责任和道歉，放下评判，恢复同理，正是通往自由之路。

EFFT 报告：应对临床医生的"无能感"的阻断

临床医生姓名：＿＿＿＿＿＿＿　　督导日期：＿＿＿＿＿＿

1. 场景简介

用一句话描述阻断发生的情景或情形。

- 例如：尽管已经学习和练习过一些方法和技巧，但临床医生仍然感觉无法应用。

2. 标记

临床医生想在治疗中进行不同的尝试，但难以做到。

在受督者同意的情况下，督导认为临床医生在哪些地方遇到了阻碍？

3. 声音或大脑控制的指令

临床医生如何说服自己不要以某种方式与孩子或家庭合作？

- 例如：不要尝试这样做，因为你做不好，你会失败。

4. 临床医生的自我恐吓

临床医生如何恐吓或威胁自己不要去尝试？也就是说，临床医生是如何进行自我恐吓的，或临床医生的"声音"是如何恐吓自己的？"如果你这样做……"告诉自己有哪些不好的后果？

- 例如：如果你尝试了，你会失败，这可能会伤害到来访者。

5. 临床医生对痛苦情绪的保护

临床医生害怕的深层感受是什么？

- 例如：感觉自己暴露无遗，是个骗子、毫无能力，并为此感到羞耻。

6. 孩子的反应

当孩子听到临床医生说不愿意使用新技术时，他们会做何反应（如受伤、愤怒、解脱、顺从）？

是否存在一些尚未察觉的深层感受？

7. 临床医生的回应和感受

是否发生了改变？

是什么引发了这种改变？

如果没有，是什么强化了阻断？

未来的干预计划是什么？

临床医生对练习过程的感受如何？在过程或总结中是否有其他发现？

北京阅想时代文化发展有限责任公司为中国人民大学出版社有限公司下属的商业新知事业部，致力于经管类优秀出版物（外版书为主）的策划及出版，主要涉及经济管理、金融、投资理财、心理学、成功励志、生活等出版领域，下设"阅想·商业""阅想·财富""阅想·新知""阅想·心理""阅想·生活"以及"阅想·人文"等多条产品线，致力于为国内商业人士提供涵盖先进、前沿的管理理念和思想的专业类图书和趋势类图书，同时也为满足商业人士的内心诉求，打造一系列提倡心理和生活健康的心理学图书和生活管理类图书。

《原生家庭：影响人一生的心理动力》

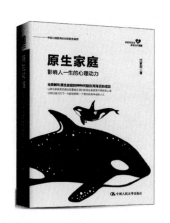

- 全面解析原生家庭的种种问题及其背后的成因，帮助读者学到更多"与自己和解"的智慧。
- 让我们自己和下一代能够拥有一个更加完美幸福的人生。
- 清华大学学生心理发展指导中心副主任刘丹、中国心理卫生协会家庭治疗学组组长陈向一、中国心理卫生协会精神分析专业委员会副主任委员曾奇峰、上海市精神卫生中心临床心理科主任医师陈珏联袂推荐。

《情绪聚焦疗法的刻意练习》

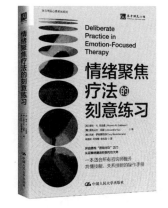

- 对咨询师来说，阅读本书不但可以一窥EFT"内功"之究竟，而且可以通过书中的练习，加以操练，既可以提升自我的身体与情绪的觉察力，又可以改善对他人的面部表情、肢体语言和声音变化的感知力，最终能够使自己的"全人"成为一个共鸣箱——与来访者的情感和身体共振的"器皿"。
- 中国首位国际EFT学会认证培训师、EFT国际认证中国区负责人陈玉英博士以及美国路易斯安那理工大学心理学与行为科学系的谢东博士联袂推荐。

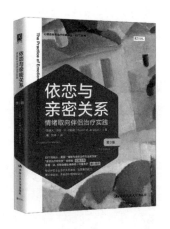

《依恋与亲密关系：情绪取向伴侣治疗实践（第3版）》

- EFT创始人、美国"婚姻与家庭治疗杰出成就奖""家庭治疗研究奖"获得者扛鼎之作，作者嫡传唯一华裔弟子刘婷博士倾心翻译。
- 本书是经过重大修订与扩展的第3版，突显了自第2版以来以实证研究为基础的许多重大进展。
- "婚姻教皇"约翰·戈特曼博士、美国西北大学家庭研究所高级治疗师杰伊·L.勒博博士、我国教育部长江学者特聘教授方晓义博士、华人心理治疗研究发展基金会执行长王浩威博士、实践大学家庭咨商与辅导硕士班谢文宜教授联袂推荐。

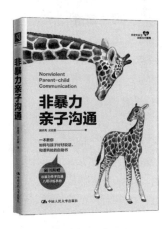

《非暴力亲子沟通》

- 一本教你如何与孩子好好说话、和谐共处的自助书。
- 随书附赠《非暴力亲子沟通八周训练手册》。

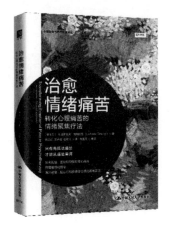

《治愈情绪痛苦：转化心理痛苦的情绪聚焦疗法》

- 第二代EFT专家提姆拉克详解情绪转化模型。
- 深入了解情绪痛苦形成的根源和机制。
- 三类核心痛苦（孤独、羞耻和恐惧）及其对应的三类未满足的基本需求（联结、认可和安全感）。
- 运用第二代EFT情绪转化模型，触及并识别核心痛苦情绪及相关的未满足的核心需求，最终通过慈悲和保护性愤怒转化不良情绪。
- 转化情绪痛苦的实用技巧和策略，以及如何处理治疗中可能遇到的典型困难等。